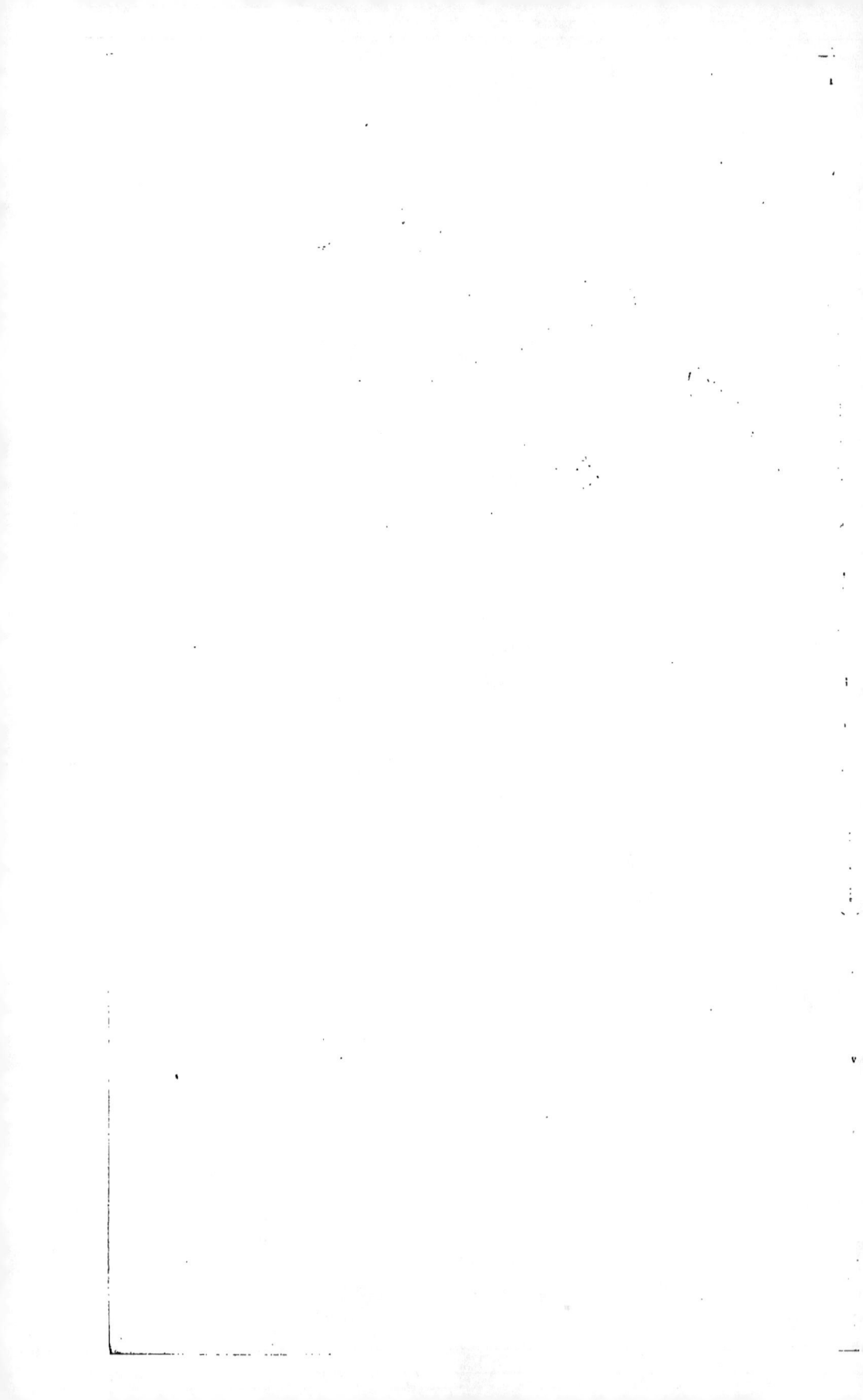

INFLUENCE

DE LA

TEMPÉRATURE DE LA MÈRE

SUR

LA VIE DU FOETUS

PAR

Le Dr H.-M. VINCENT,

$21f4.$

Médecin stagiaire au Val-de-Grâce,
Ex-préparateur de Chimie,
Ex-aide naturaliste à la Faculté des sciences de Montpellier,
Membre et Lauréat de la Société d'étude des sciences naturelles de Nîmes,
Membre des Sociétés d'études scientifiques de Paris, de Marseille, etc.

PARIS

A. DELAHAYE et E. LECROSNIER, EDITEURS

place de l'Ecole de-médecine

1881

176

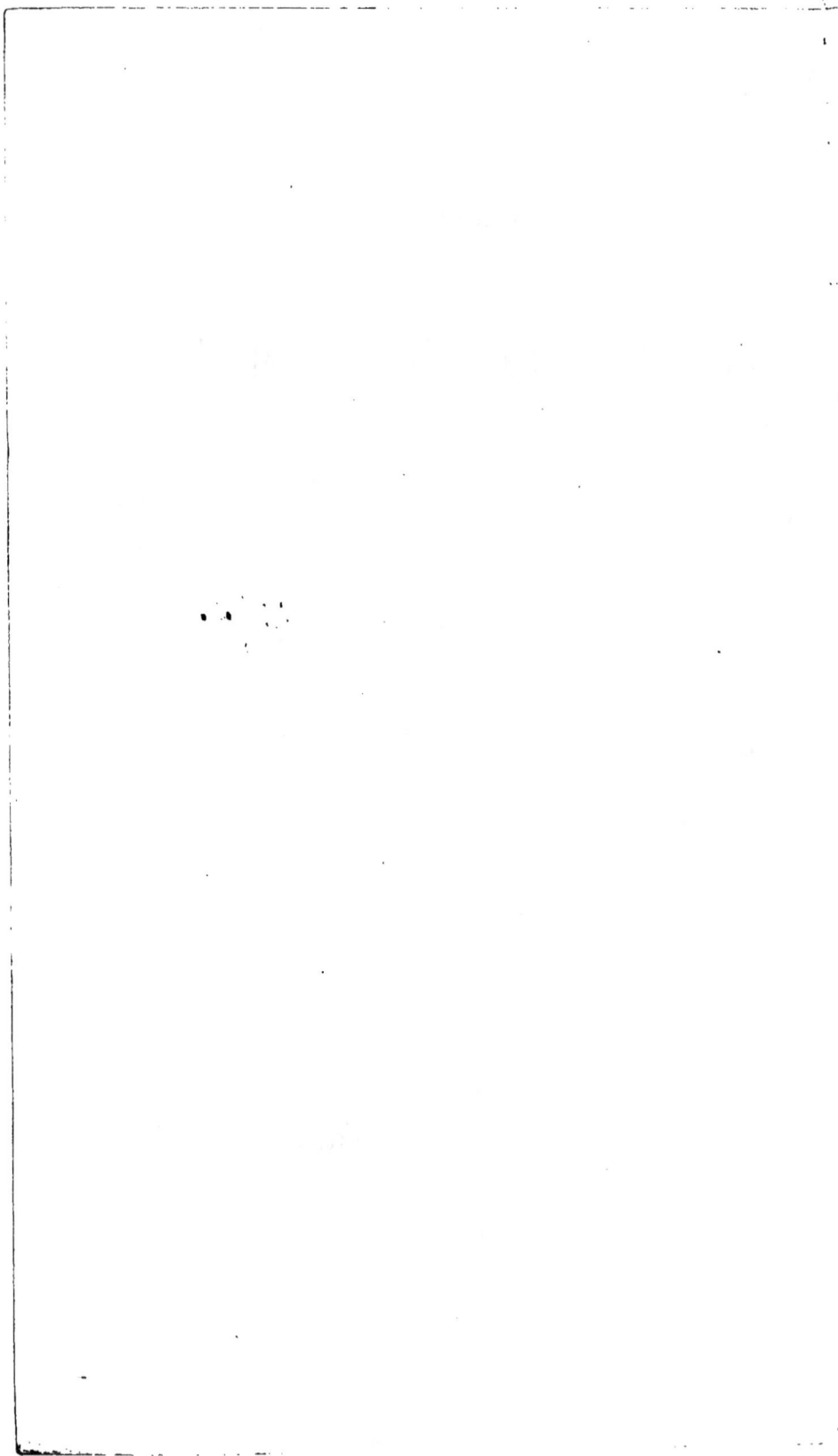

A LA MÉMOIRE DE MON AMI

Camille CLÉMENT

A MES MAITRES

MEIS ET AMICIS

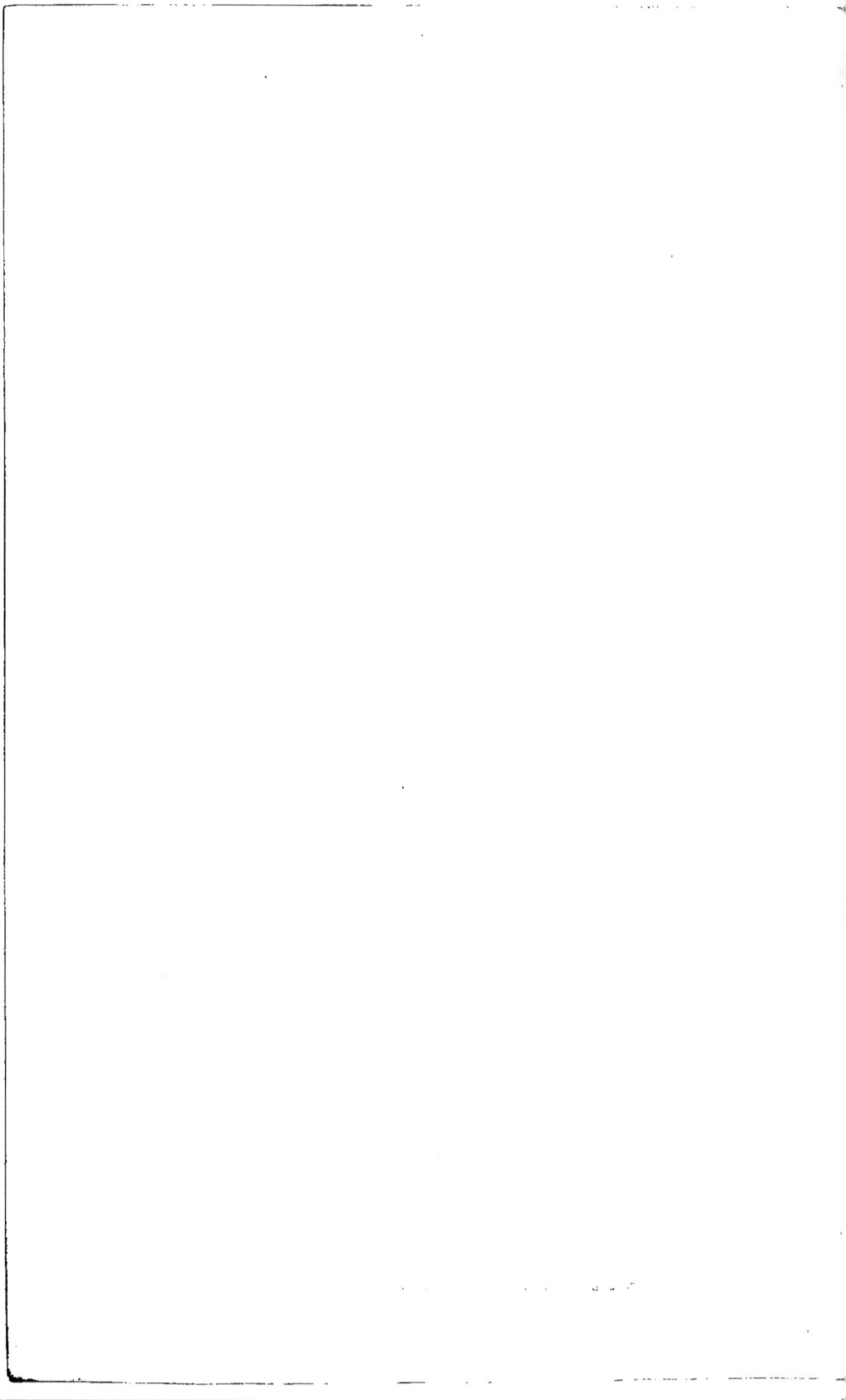

INFLUENCE

DE

LA TEMPÉRATURE DE LA MÈRE

SUR

LA VIE DU FŒTUS

INTRODUCTION.

Des circonstances spéciales et indépendantes de ma vo-
lonté m'ont empêché de terminer une étude de pathologie
mentale qui, déjà, m'était familière et dont les conséquences philosophiques m'avaient singulièrement séduit (1) ;
mais, en raison de l'intérêt même que j'attachais à ce travail, — auquel, d'ailleurs, je ne renonce pas, — il m'était
pénible de l'écourter et de présenter à mes juges une
œuvre aimée, consciencieuse, certes, mais incomplète.

Quand je me suis vu dans la nécessité de soutenir à bref
délai ma thèse inaugurale, j'ai dû chercher un sujet assez
neuf pour être original et pourtant limité ; une sorte d'étude
critique dont le bon sens et les connaissances acquises de

(1) Des aberrations de la personnalité et de la double conscience.

l'auteur détermineraient la valeur. C'est alors qu'un élève de M. le professeur Hayem, — (que je me fais un devoir de remercier ici), — m'a soumis l'observation I qu'il avait prise à l'hôpital Saint-Antoine et d'après laquelle j'ai cherché à établir l'*Influence de la température de la mère sur la vie du fœtus.*

D'abord, je comptai peu sur une semblable recherche; les travaux français manquaient presque absolument ; les observations, éparpillées dans les thèses ou dans les livres, avaient été recueillies dans un but différent du mien, et je n'y trouvais pas les indications qui m'étaient nécessaires. Mais après traduction faite des mémoires de Runge et de Kaminski, après surtout que les notes obligeamment fournies par MM. Pinard et Budin, professeurs agrégés à la Faculté de médecine, et par M. le Dr Homolle, médecin des hôpitaux, m'eurent confirmé des conclusions seulement entrevues, je compris l'importance scientifique et clinique de mon étude : il était déjà trop tard pour l'approfondir tout à fait.

J'espère pourtant que mes maîtres me sauront gré d'avoir fixé l'état de la science sur un point encore mal connu en France, et aussi peut-être d'avoir du doigt montré la route à ceux plus fortunés qui n'auront pas quelque impérieuse obligation de faire vite, — au risque de ne pas faire bien.

Dr H. M. VINCENT
Val-de-Grâce, 1881.

I

HISTORIQUE.

On savait depuis longtemps que les maladies aiguës de la femme enceinte avaient, dans la plupart des cas, une influence fâcheuse sur la marche de la grossesse dont elles interrompaient le cours soit en amenant la mort du fœtus, soit en produisant son expulsion prématurée. Différents auteurs avaient étudié l'influence sur la grossesse des fièvres éruptives, de la fièvre typhoïde, de la pneumonie et de l'éclampsie. L'action sur le fœtus était différemment interprétée et, le plus souvent même, les auteurs se contentaient de noter si, dans le cours de l'affection, l'avortement s'était produit ou non, sans indiquer quel était le résultat de la maladie sur l'existence du fœtus.

Quelle part, dans l'ensemble des altérations fonctionnelles qui existent dans ces maladies aiguës, doit revenir à la fièvre elle-même, à la température ? C'est ce que, pendant longtemps, on n'a pas cherché.

M. Pinard, professeur agrégé à la Faculté de médecine, est le premier auteur français qui ait signalé les recherches faites en Allemagne sur ce sujet.

On savait déjà que, dans certains cas, un trouble des battements du cœur fœtal pouvait coïncider avec une élévation de température de la mère. Le fait avait été signalé pour les fièvres intermittentes.

« Divers auteurs rapportent — et nous avons vu nous-même — des faits dans lesquels le fœtus donnait des signes manifestes de souffrance (accélération, puis diminution et affaiblissement très notables des bruits du cœur) au moment de chaque accès fébrile ; sa mort peut en être la conséquence.» (Devilliers, art. Avortement, In D^{re} de Jaccoud).

Hohl, en 1833, avait observé qu'une basse température, chez une femme grosse et en travail, ralentit les battements redoublés du fœtus, tandis qu'une température élevée les accélère. Hüter, 1861, a également remarqué que le pouls fœtal participe aux maladies fébriles de la mère. En 1862, Fiedler, dans cinq observations de fièvre typhoïde, vit que le pouls fœtal présentait, comme celui de la mère, des exacerbations vespérales et des rémissions au matin, mais qu'il est surtout en rapport avec la température ; il augmente de fréquence quand elle s'élève et devient plus lent quand elle s'abaisse. Le parallélisme de la courbe qui désignait la marche de la température maternelle et de celle qui indiquait la fréquence du pouls fœtal était tout à fait manifeste et durable ; il était plus évident que celui qu'on constatait entre les deux pouls, car, bien des fois, le pouls de la mère avait, le soir et le matin, la même fréquence, quoique la température des deux moments fût dissemblable, mais le pouls du fœtus oscillait toujours comme la chaleur.

Plus récemment encore, et postérieurement aux recherches de Kaminski, en 1869, Winckel fit des recherches analogues sur les rapports des battements redoublés du fœtus avec la température de la mère pendant la grossesse et pendant l'accouchement, il remarqua aussi, que lorsque la température élevée avait duré un certain temps, les battements redoublés étaient notablement augmentés, et que, d'une façon générale, les pulsations du fœtus et la température de la mère marchaient parallèlement. Mais, ce qui est ici d'une importance particulière au point de vue pratique, c'est que dans les cas où l'élévation de la température maternelle avait duré un certain temps, l'enfant naissait en état d'asphyxie ou même mort. Par conséquent, dans le cas d'élévation durable de la température de la parturiente, non seulement l'état de la mère, mais encore le danger couru par la vie du fœtus fournirait (et nous laissons à Wunderlisch la responsabilité de cette opinion) une médication d'accouchement artificiel (1).

Kaminsky fit en 1866 des recherches analogues. Son travail est basé sur l'observation de 87 femmes atteintes de typhus ou de fièvre récurrente.

« Chez une femme enceinte, dit-il, atteinte de typhus ou de tout autre maladie dans laquelle la température est très élevée, l'élévation de la température a pour conséquence immédiate une modification de la vitalité de l'enfant. Pour s'en convaincre il faut examiner la malade à l'aide du stéthoscope et du thermomètre. Dès que la température de la malade atteint 40° centigrades, des symptômes morbides apparaissent chez l'enfant et indiquent qu'il commence à être en danger. On peut constater les deux signes objectifs suivants : 1° une accélération très marquée de battements de cœur du fœtus, accélération qui est proportionnelle le plus souvent à l'augmentation de la température chez la mère ; 2° des mouvements fréquents de l'enfant. Plus la température augmente, plus ces symptômes sont prononcés et plus est grand le danger pour l'enfant ; une température de 4?ᶜ

(1) Voyez Wunderlisch. Arch. f. Heilk, 1862, p. 265.
   Winckel. Klinische Beob. z. Pathol. der Geburt. Rostock 1869.
   Pinard. Art. Fœtus, in Dict. encyclop. des sciences médicales 1877.
   Nægele et Greuser, 2ᵉ édit. française, p. 677, 1880.
   Jaccoud. Traité de pathol. interne, t. II.

à 42,5 est mortelle pour lui. Bien que dans les fièvres une pareille élévation de la chaleur ait pour résultat le plus jréquent la mort de la mère, il n'est pas moins certain que, même sans atteindre un degré aussi élevé, l'influence de la température sur le fœtus est incontestable. Dans la plupart des cas, on voit l'avortement ou la mort du fœtus survenir avec une température inférieure à 42°. Le danger pour l'enfant commence à 40° et augmente, même quand le thermomètre n'accuse qu'une élévation d'un dixième de degré. La prolongation de l'état fébrile rend plus prompte et plus certaine la mort de l'enfant.

« Nous soutenons cette thèse non seulement pour les maladies infectieuses, mais encore pour toutes les maladies aiguës, telles que pneumonie, pleurésie, etc., quand la température est élevée et que l'état fébrile se prolonge. Il résulte de mon expérience personnelle que la mort de l'enfant et l'avortement ne sont pas causés par l'infection miasmatique du sang de la mère, mais uniquement par l'augmentation de la température. Dans ces cas, comme dans le typhus, on constate les deux symptômes objectifs cités plus haut, quand la température atteint 40° ; les bruits du cœur sont d'abord voilés, puis, quand la température augmente, ils deviennent tumultueux sans rhythme, et disparaissent ensuite ; d'autre part, les mouvements de l'enfant, d'abord plus fréquents, dégénèrent en mouvements convulsifs et s'éteignent complétement. Si dès ce début, la température maternelle atteint un degré très élevé, tous ces symptômes se succèdent rapidement, se confondent, de sorte qu'on ne peut guère constater que des palpitations tumultueuses de l'enfant.

« A l'autopsie du fœtus, on trouve des ecchymoses dans les différentes parties du corps ; le cerveau, le foie, la rate sont gorgés de sang ; les mêmes lésions se rencontrent dans le placenta.....

«En règle générale, l'expulsion du fœtus mort dans l'utérus n'a lieu que longtemps après; dans le typhus et la fièvre récurrente, elle ne se fait assez souvent qu'au moment de la convalescence (1). »

Kaminski cite aussi l'observation d'une femme enceinte d'un second enfant, arrivée au neuvième mois de sa grossesse qui fut ateinte de variole ; au quatrième jour de la maladie, la température était de 40°. Le fœtus mourut : on ne constatait ni bruits du cœur, ni mouvements actifs; quelques jours avant, la mère avait senti remuer son enfant. La variole évolua normalement; pendant la convalescence survint une fièvre récurrente qui dura sept jours. L'accouchement eut lieu vingt-huit jours après l'entrée de la malade à l'hôpital.

Signalons encore les expériences que fit en 1876 dans le laboratoire du professeur Leyden, à Strasbourg, le Dr Max Runge. Ce sont les seules qui aient été tentées jusqu'à présent, sur ce sujet; nous les exposerons en détail.

(1) Kaminski. Etude sur l'influence de la température maternelle sur le fœtus. Deutsch. klinik, 1866, n° 47. Petersburger med. Zeitung, 1868, p. 117.

II

CONSIDÉRATIONS PHYSIOLOGIQUES.

L'action délétère de lachaleur extérieure sur l'organisme vivant est un fait actuellement acquis. On sait de même que la chaleur développée dans l'organisme peut suffire à occasionner la mort des malades.

«C'est un fait d'observation, dit M. Du Castel(1), qu'une élévation thermométrique dépassant 42°, ou se maintenant quelque temps au-dessus de 41° est à peu près constamment suivie de mort.

« Dans ces dernières années, la question des températures élevées a été discutée à un autre point de vue. Dans un certain nombre de cas, où la température avait été très élevée pendant le cours de la maladie, on vit la mort se produire sans que la lésion locale pût rendre compte de la gravité des accidents ; ici un malade est atteint de pneumonie, les fonctions respiratoires ne sont que peu troublées, la mort survient au milieu d'un appareil fébrile intense, l'autopsie révèle une hépatisation lobaire si limitée qu'elle ne saurait rendre compte de l'issue fatale ; là, un autre malade succombe à l'insolation avec une température de 43° et après avoir présenté tous les accidents qu'on observe chez les animaux soumis à de hautes températures. L'idée vint que

(1) Du Castel. Des températures élevées dans les maladies. Thèse d'agrégation, Paris, 1875.

c'était sous l'influence de l'excès même de la chaleur que
ces malades périssaient. L'élévation de la température ne
fut plus seulement considérée comme la meilleure mesure
de la fièvre ; elle devint un danger ; on lui attribua un certain nombre de symptômes communs aux maladies à haute
température ; on lui rapporta quelques-unes des lésions
trouvées à l'autopsie et la thérapeutique n'eut plus qu'un
objectif, abaisser la température, puisque c'était en elle que
résidait le péril. »

Un premier point est donc établi, c'est qu'une hyperpyrexie considérable, ou une chaleur moindre,
mais continue, ajoute son influence à celle de la maladie elle-même, et devient un danger pour les malades.
M. le professeur Hirtz dit qu'il n'a vu qu'exceptionnelle-
ment les malades survivre quand la température s'était
maintenue durant quelques jours au-dessus de 41,9. Wun-
derlich dit qu'une température de 41° est déjà un signe fâ-
cheux. Presque tous les malades meurent quand la température dépasse 42,125. Sur 55 cas de typhus, 5 fois la
température dépassa 45°, et la mort eut lieu dans tous les
cas ; 20 fois elle se maintint entre 40° et 41°, il y eut
9 morts, et ce furent les malades dont la température avait
été la plus élevée.

« Toute température qui dépasse 42° donne donc au pronostic une gravité considérable ; il en est de même pour
celles qui s'élèvent au-dessus de 41° quand elles se main-
tiennent pendant quelques jours à ce niveau ; la durée est
un élément qu'il faut faire intervenir. » Du Castel, *loco. cit.*
« En fait l'observation a démontré que le type rémittent
était d'un pronostic moins grave que le type continu ; c'est
un fait signalé depuis longtemps par M. Spillmann dans
la fièvre typhoïde. » (*Ibid.*)

Liebermeister, dans un travail sur l'influence de la température, n'hésite pas à conclure ainsi : « La température élevée peut être considérée comme la cause *suffisante* d'un grand nombre de troubles fonctionnels et anatomiques ; dans beaucoup de cas elle est cause de la mort. » (1)

Parmi les arguments qu'on peut invoquer à l'appui de cette thèse, que la chaleur fébrile excessive est dangereuse pour le malade et peut même causer sa mort, un des plus puissants est le danger des températures élevées pour l'homme et les animaux démontré par les expériences physiologiques.

La comparaison des accidents qui précèdent la mort, les résultats des autopsies dans les cas d'expériences et dans les cas pathologiques permettent d'arriver à une conclusion à peu près certaine.

Les expériences nombreuses faites par Cl. Bernard (2), Richardson (3), Vallin (4) nous ont appris que lorsqu'un animal est enfermé dans une étuve chauffée, il se produit d'abord une élévation de sa chaleur propre ; l'animal s'agite, sa respiration s'accélère, les battements du cœur augmentent de nombre, il se produit des convulsions ; puis l'animal meurt dans le coma, dans le collapsus ; la mort est subite quelquefois.

« En ouvrant le cadavre immédiatement après la mort, nous avons constaté généralement un arrêt des battements du cœur, une coloration noire du sang dans les artères et les veines, quelquefois des taches ecchymotiques analogues

(1) Liebermeister. Uber die Werkungen der febrilen Temperatur. Steigerungen. Deutsch Archiv., l. b., 1866.

(2) Cl. Bernard. Leçons sur la chaleur animale. Paris, 1876.

(3) Richardson. Med. Times, may 1869.

(4) Vallin. Arch. gén. de méd., 1870, p. 138.

aux taches de purpura sur la peau. Enfin la rigidité cadavérique survient avec une grande rapidité....... Le cœur
est complètement insensible à toute excitation. Le sang ne
renferme plus qu'une très petite quantité d'oxygène (1) ».

Les résultats obtenus par M. le professeur Vallin sont
semblables à ceux-ci ; de plus il a démontré que la rigidité subite ou précoce du cœur, du diaphragme et de
tout le système musculaire, est accompagnée d'une réaction constamment acide de ce tissu ; cette réaction est surtout prononcée au ventricule gauche.

Les accidents observés chez l'homme quand la température s'élève subitement (dans l'insolation par exemple) sont
les mêmes ; mêmes phénomènes et mêmes lésions.

Ces résultats qui expliquent les accidents observés
dans les cas où la température s'élève rapidement à un
très haut degré, peuvent-ils s'appliquer aux cas où la température se maintient pendant longtemps à un degré d'intensité moyenne.

C'est l'opinion de Liebermeister, cité par M. Du Castel :
« Si une élévation de plus de 5° amène dans tous les cas
une mort rapide, on peut bien penser que l'élévation de 2,
3, 4°, qui n'est pas rare, c'est-à-dire dans les températures
de 39 à 41°, ne sont pas absolument inoffensives. Et en effet, ce qui survient très vite à une haute température ne
peut-il pas se produire tout aussi sûrement, mais plus lentement et progressivement, avec un niveau élevé quoique
moindre, de la température morbide, si cet état se prolonge pendant longtemps. »

Nous conclurons en citant les lignes suivantes de M. Du

(1) Claude Bernard. Loco cit.

Castel : « En physiologie, le danger des températures élevées est démontré.

« En pathologie leur gravité pronostique est établie.

« Les troubles circulatoires et nerveux suivent pour ainsi dire pas à pas la marche de la température.

« L'autopsie révèle dans toutes les maladies où la fièvre a été intense, des lésions constantes.

« En présence de ces faits ne doit-on pas rapporter les symptômes graves et les lésions à l'élévation de la température ? Et n'est-on pas en droit, en pathologie comme en physiologie, de considérer les températures élevées comme la cause immédiate des accidents graves et souvent de la mort ? Cette interprétation me paraît fort séduisante, elle s'appuie sur des arguments très sérieux et est partagée par un grand nombre de médecins. M. le professeur Charcot a pu dire : « Nous croyons pouvoir présenter non pas à titre de vérité démontrée, mais au moins comme une hypothèse très vraisemblable, cette conclusion que l'exaltation de la température constitue par elle-même un danger. » (1)

Ainsi il est bien établi que non seulement une température extérieure excessive, mais encore une hyperthermie dont la cause réside dans l'organisme lui-même peut, chez les malades atteints d'affections fébriles, comme les animaux soumis aux expérimentations physiologiques, produire des troubles considérables de l'organisme, et même amener la mort.

En est-il de même chez le fœtus ?

Bien que celui-ci jouisse, dans le sein de sa mère, d'une vie propre et dans une certaine mesure indépendante de

---

(1) Ducastel. Loco cit. Charcot. Leçons sur les maladies des vieillards, p. 264.

celle de la mère (ainsi que le prouvent les cas où l'opération césarienne pratiquée après la mort de la mère, cinq, dix, quinze minutes, et même plus, après que celle-ci avait cessé de vivre) il n'en est pas moins vrai que les maladies de la femme ont le plus souvent sur la santé du produit de la gestation une influence indéniable. C'est ce que démontrent les traités et les monographies sur l'avortement spontané, qui signalent la fréquence et la diversité des causes qui peuvent amener la mort du fœtus. Les intoxications, les entraves à l'hématose, l'insuffisance des matériaux nutritifs, sont autant de faits qui retentissent certainement de la mère sur l'enfant.

On peut aussi penser *a priori* que l'élévation de la chaleur, qui amène chez l'animal des troubles tels que la mort en est souvent la conséquence, aura le même effet chez le fœtus. Si l'hyperthermie détermine chez l'adulte des phénomènes d'asphyxie, la coagulation de la myosine des muscles et particulièrement du cœur, des altérations du sang, elle doit déterminer chez l'enfant les mêmes complications.

C'est en effet ce que prouvent et l'expérience et l'observation clinique.

Considéré comme un corps inerte, le fœtus dans le sein de la mère reçoit de celle-ci de la chaleur, et, d'après la loi de Newton, l'équilibre de la température s'établit vite. Si la fièvre subit chez la mère une exaltation de température capable de faire monter le thermomètre à 41 ou à 42°, le fœtus entouré de toutes parts par le liquide amniotique ne tardera pas à atteindre le même degré thermique.

Et, en outre, on peut dire que, chez lui la température atteindra un degré supérieur.

C'est en effet un point de physiologie aujourd'hui établi

Vincent. 2

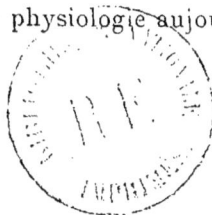

que la température propre du fœtus à l'état normal est plus élevée que celle de sa mère.

(Schütz et Authenrietha vaient annoncé que la température prise sur des fœtus de lapins aussitôt après leur extraction était de 3° Réaumur au-dessous de celle de la mère. Bäresprungtrouva la température du nouveau-né tantôt supérieure, tantôt inférieure à celle des voies génitales de la mère. Schäfer constate que généralement la température des nouveau-nés dépasse celle du vagin et de l'utérus de 0,1 à 0,3 de degré. Andral, Wurster, Fehling et Alexelf, par des recherches thermométriques précises vinrent confirmer ces résultats et démontrer que la différence de température est plus accusée dans certains cas, puisqu'on peut la rencontrer de 0,5 à 0,7 de degré plus élevée chez le fœtus que chez la mère (1).)

Si la température est plus élevée chez le fœtus que chez la mère, bien que chez lui les processus d'oxydation soient moins actifs, cela tient à ce que la faible quantité de chaleur qu'il produit vient s'ajouter à celle qu'il reçoit de la mère ; le rayonnement calorifique étant à peu près nul, et l'évaporation impossible chez lui (2).

Il y a donc lieu de supposer que quand chez la mère le thermomètre indique une température de 41°, la température du fœtus doit varier entre 41,3 et 41,7 ; si donc l'hyperpyrexie a des conséquences fâcheuses pour la mère, elle sera encore plus nuisible au fœtus.

Quels sont les symptômes observés chez le fœtus, quelles sont les lésions qu'on trouve à l'autopsie dans les cas où la

(1) Pinard. Loco cit.
(2) Pinard. Ibid.

mère a présenté des phénomènes fébriles exagérés ? Ces faits concordent-ils avec ce que nous ont appris de l'action de la chaleur les expériences de Cl. Bernard, Vallin, etc., et les recherches chimiques des différents auteurs ? C'est ce que nous allons examiner.

Comme l'animal enfermé dans l'étuve surchauffée, le fœtus contenu dans la cavité utérine d'une femme dont la température est de 40 à 41° maximum présente d'abord des phénomènes d'excitation ; les battements du cœur s'accélèrent et les mouvements deviennent plus actifs ; la fibre musculaire de l'intestin se contracte et expulse le méconium ; si l'hyperpyrexie continue, on observe des convulsions de l'enfant, puis les mouvements s'affaiblissent, les doubles battements se ralentissent ; enfin on n'entend plus rien : le fœtus est mort.

Ici, comme dans les expériences, on voit l'excitation causée par la chaleur se manifester par une accélération des phénomènes de circulation, et par des troubles nerveux, les convulsions.

Plus tard, paralysie et même, comme l'ont observé les expérimentateurs, coagulation de la myéline des muscles. Car, comme le dit M. Dagincourt, personne n'a démontré que la fibre musculaire du fœtus fût différente de celle de l'adulte et que la myosine ne pût s'y coaguler (1). Cette coagulation est au contraire prouvée par l'existence chez l'enfant de la rigidité cadavérique qui peut se produire dans le sein de la mère à une température de 41 à 42°.

Les lésions des fœtus morts dans ces conditions ne sont pas très démonstratives ; l'attention des observateurs n'étant pas attirée sur ce point, on a négligé dans un grand

(1) Dagincourt. De la rigidité cadavérique chez le fœtus. Th. de Paris, 1881.

nombre de cas de pratiquer l'autopsie. Cependant nous possédons quelques résultats nécroscopiques. Kaminsky, Runge ont constaté chez les fœtus des congestions viscérales, des ecchymoses multipliées ; lésions qu'on rencontre chez les animaux tués par la chaleur.

L'observation de M. Budin (obs. II) relate les mêmes altérations ; de plus, au moment de son extraction, le fœtus était en état de rigidité cadavérique complète.

D'autre part, M. Hourlier (2) a pu constater la dégénérescence granuleuse du muscle cardiaque chez un enfant mort-né dont la mère avait une température de 40° au moment de l'expulsion de l'enfant. C'était une éclamptique qui succomba quelques heures après. L'enfant présentait des ecchymoses sous-pleurales. M. Remi fit l'examen microscopique des reins de la mère, des deux cœurs et des deux foies. Il constata un état granuleux de l'épithélium rénal, des fibres musculaires cardiaques et des cellules hépatiques. Il n'y avait pas d'autre altération histologique que celle-là. Elle paraissait avoir suivi la même marche chez la mère que chez l'enfant.

Cependant, dans deux cas analogues cités dans la thèse de M. Jobard, où les fœtus auraient subi l'influence d'une température maternelle de 40,2 et 41,2 (dans l'aisselle), l'examen du myocarde, examen vérifié par M. Damaschino, ne démontra aucune altération des fibres musculaires.

On doit donc faire ses réserves à propos du cas jusqu'ici unique de M. Hourlier, et attendre pour se prononcer que de nouvelles recherches aient été faites ; cependant nous

(2) Hourlier. De la mort du fœtus dans les derniers mois de la grossesse et avant le travail. Thèse Paris, 1880.

devons admettre la valeur d'un fait positif et bien observé.

Ce qui précède peut se résumer ainsi. Sous l'influence
d'une température maternelle supérieure à 40° on assiste
à des symptômes qui décèlent l'état de souffrance du fœtus;
accélération des doubles battements, mouvements plus
vifs, puis convulsions, quelquefois ralentissement du
cœur, et enfin la mort; à l'autopsie, on constate l'existence d'ecchymoses sous-péricrâniennes, sous-pleurales,
sous-péricardiques; congestion du foie et de la rate;
et, dans un cas unique jusqu'ici, dégénérescence granuleuse du myocarde. Ces faits présentent la plus grande ana-
logie avec ce qui se passe chez les animaux soumis dans
une étuve à une haute température, et chez les individus
atteints d'une affection qui amène rapidement l'hyperthermie, par exemple, l'insolation.

III

RECHERCHES EXPÉRIMENTALES.

Une fois la question soulevée de l'influence possible de la
température maternelle sur la vie du produit, il semble
qu'il eût été facile de rechercher par des expériences de laboratoire quelle part il fallait attribuer à l'hyperthermie,
dans ce phénomène si complexe de la mort du fœtus dans
les maladies aiguës de la mère. Cette étude, pleine d'inté-

rêt, n'a été faite que par un seul auteur, le Dr Max Runge.
Bien que les résultats puissent en être discutés, nous allons donner une analyse détaillée de son mémoire. Nous
en traduirons même littéralement quelques passages.

Après avoir rappelé les observations de Hohl, Hüter,
Fiedler, Kaminski et Wınckel, Max Runge cherche par
des considérations physiologiques basées sur ce fait que la
température du fœtus est normalement plus élevée que
celle de la mère, à montrer que pour une élévation donnée
du taux de la température chez la mère, le fœtus sera plus
atteint par l'influence de la chaleur, et qu'il pourra mourir
quand la vie de la mère ne sera pas en danger. A ces faits
chimiques et physiologiques, il manquait le contrôle d'expériences de laboratoire. Sous la direction du professeur
Leyden, Runge entreprit une série d'expériences sur les
animaux.

Il se servit d'une étuve dont la température pouvaıt être
facilement réglée; elle était chauffée par le gaz. La venti-
lation était convenablement pratiquée et, par les parois la-
térales de l'étuve, on pouvait voir les animaux soumis à
l'expérience. Un thermomètre à boule plongeant jusqu'au
milieu de l'étuve indiquait le degré de température, qu'on
pouvait facilement amener à 50° dans l'espace de dix minutes.

Il opéra sur des chiennes et des lapines; les chiennes
pouvaient être laissées en liberté dans l'étuve; il fallait au
contraire lier avec soin les lapines qui, pendant toute la du
rée de l'expérience, faisaient de violents efforts pour se dé-
barrasser des liens.«Mais, dit l'auteur, il n'est p ıs prouvé
que ces efforts puissent provoquer des contractions utérines.

«Toutes les fois qu'on liait les animaux en expérience, on
observa que la température augmentait d'un degré envi-

ron ; au bout de quelques minutes de repos, elle revenait au degré normal (1). »

L'application du thermomètre sur l'animal offre de grandes difficultés, pourtant en plaçant la boule de l'instrument dans l'oreille on peut fixer la tige sur le dos. On sait d'ailleurs que la différence de température du conduit auditif et du rectum est de 1° ; (cette différence n'est pas constante, car l'air ambiant détermine des modifications telles que souvent la température de l'oreille est plus élevée que celle du rectum). Pour introduire le thermomètre dans le vagin ou l'anus, il faut lier l'animal ; il vaut mieux prendre la température vaginale, car dans le vagin on peut introduire la boule à une plus grande profondeur, 0,08 centimètres environ, condition indispensable, comme l'a démontré Haussmann, pour obtenir le véritable degré de la température des chiens, température qui est d'environ 2° supérieure a celle de l'homme.

« Si on introduit une chienne dans l'étuve chauffée à 50°, le vagin et l'anus n'accusent pendant quinze minutes environ aucune élévation du degré de chaleur ; au bout de ce temps, le thermomètre monte d'un degré environ toutes les cinq minutes. Si on maintient la température à 50° l'animal meurt au bout de 40 minutes, avec tous les signes du coup de chaleur, et l'autopsie prouve que c'est bien la chaleur qui l'a tué. Si on veut prolonger l'expérience, on modère la chaleur, et la température de l'animal ne monte que très lentement. Si on veut avoir pendant un certain temps une température constante, il faut soigneusement surveiller les indications du thermomètre de l'étuve et de celui fixé à l'animal.

(1) Archiv. f. Gynakol. Bd. XII, H. 1, p. 16, 1877.

L'état du fœtus était dificile à constater, en effet, il ne pouvait être question d'auscultation ; les mouvements du fœtus sont quelquefois peu perceptibles, même à la fin de la grossesse, et en tous cas si de leur présence on peut conclure à la vie, de leur absence on ne peut conclure à la mort ; on ne pouvait mettre à nu l'utérus, l'action de l'air aurait provoqué des contractions utérines, l'accouchement prématuré ; l'introduction d'aiguilles dans la matrice aurait eu le même résultat. Il ne restait donc qu'une ressource : c'était de pratiquer l'opération césarienne au moment même où on voulait savoir si le fœtus était vivant ou mort.

« Quand cette opération est bien conduite, on peut extraire d'une mère vivante des fœtus vivants, et même, quand la mère est encore à la fin de l'agonie, on peut avoir des enfants vivants. Pour déterminer si le fœtus était vivant ou mort, ou en état de mort apparente, je me suis basé sur les recherches et les définitions de Breslau.

« Quand un petit respirait, remuait les extrémités, je l'appelais vivant, sans m'occuper de savoir s'il périssait après un temps plus ou moins long. Si au contraire l'animal ne respirait pas, si les membres ne répondaient pas aux excitations mécaniques, je l'appelais mort. Je distinguais alors deux cas : ou le cœur était absolument immobile dans la cage thoracique ouverte, ou de légères contractions, même fibrillaires, existaient encore et, dans ce dernier cas j'avais la preuve que la mort ne remontait qu'à quelques instants. Le criterium de la mort de la mère était la cessation des mouvements respiratoires.

« Autant que possible, je choisissais des femelles à terme.

« Il faut qu'avant d'être soumis à l'expérience, l'animal soit tenu à la diète pendant un jour, que la vessie, le rec-

tum et l'estomac soient vides, afin de supprimer les efforts.....

« Le premier point cherché a été celui-ci : la femelle pleine
dont la température a été artificiellement élevée, meurt-
elle plus tôt que ses petits, ou, en d'autres termes, extrait-
on des fœtus vivants ou morts si on pratique l'opération
césarienne sur une femelle tuée par la chaleur, aussitôt
après sa mort ?

EXPÉRIENCE I. — Chienne de grandeur moyenne. Introduite dans
l'étuve à 4 h. 20.

4 h. 40	50° (étuve).	Agitation, urines, défécation.
4 h. 50	50°.	Coure, salivation.
4 h. 55	50°.	Convulsions partielles.
4 h. 59	52°.	Cris, respiration stertoreuse, con-vulsions , la température anale est de 46°2.
5 h. 08.		Mort.

On extrait de l'utérus quatre petits ; ils ne respirent plus ; à l'ouverture du thorax , on note quelques contractions rhythmiques du
cœur.

EXPÉRIENCE II. — Lapine introduite dans l'étuve à 2 h. 57. Température de l'étuve, 50°.

| 3 h. 36. | Convulsions. | Température anale, 46,4. |
| 3 h. 38. | Mort. |

41 minutes.

Pendant l'opération césarienne, l'animal remue encore. Le premier
fœtus extrait fait une inspiration et meurt. Les quatre derniers sont
morts. Après l'ouverture du thorax, on voit que le cœur du premier se
contracte encore ; rien chez les autres.

« Les expériences III et IV sur des chiennes donnnent des
résultats identiques.

EXPÉRIENCE V. — Lapine. Mise à l'étuve à 2 h. 50.

A 3 h. 15. Température vaginale, 40°.

3 h. 20.	—	40,5.
3 h. 24.	—	41°.
3 h. 26.	—	41,5.
3 h. 30.	—	42°.
3 h. 35.	—	42,5. Mort.

Tous les fœtus sont morts.

EXPÉRIENCE VI. — Chienne caniche. Mise à l'étuve à 2 h. 20. La température du milieu, dans le but de prolonger l'expérience, est maintenue à

40°.

2 h. 20,	37°.
2 h. 30,	36,8.
2 h. 35,	37°.
2 h. 44,	38,2.
2 h. 46,	38,7.
2 h. 50,	39,4.
2 h. 55,	40,4.
2 h. 57,	41°.
3 h. 00,	41,4.
3 h. 05,	42,1.
3 h. 10,	42,05.
3 h. 13,	42,06. Mort.

53 minutes.

Tous les petits sont morts.

« Dans ces six cas on n'a extrait que des fœtus morts. Dans un seul cas, un fœtus a fait encore une inspiration ; ses frères étaient morts. Cela s'explique par ce fait que la mère n'était pas encore morte. Je continuai ces expériences : ce fait ne se reproduisit plus.

EXPÉRIENCE VII. — Lapine, grosseur moyenne. Thermomètre fixé dans le vagin. Température 40° avant l'entrée à l'étuve.

L'expérience commence à 3 h. 3. T. vag., 40°. Etuve, 50°.

3 h. 05,	42,5. T. vag.
3 h. 10,	42,0.
3 h. 15,	43,7.

L'expérieece a duré dix-sept minutes. 7 petits sont à terme, 6 sont morts, le septième fait des mouvements respiratoires.

« Ces expériences indiquent déjà qu'il y a un degré dans la température, degré au delà duquel survient la mort du fœtus.

EXPÉRIENCE IX. — Température de 42° à 42,5, pendant trente minutes. Tous les petits sont morts.

EXPÉRIENCE X. — Température de 42° pendant quinze minutes. 5 fœtus. 2 ont de légères contractures du cœur.

EXPÉRIENCE XI. — Température de 41° à 42° pendant trente minutes. Après trente minutes, la température vaginale est de 41,7. Les petits sont morts. Le plus gros a encore des contractions régulières du cœur.

EXPÉRIENCES XII et XIII. — Température de 41,5 à 42,3, maintenue pendant vingt minutes.
Sur 5 fœtus, 2 sont morts, 3 respirent quelques instants.

« Dans ces cinq cas, où la température fut poussée jusqu'à 42°, on n'a jamais eu de petits vivants. La température de 41,5 à 42° doit être considérée comme mortelle pour le fœtus, quoique de peu de durée.
« Les recherches de Runge ont ensuite porté sur l'action d'une température de 41,5, maintenant fixe pendant un certain temps.

EXPÉRIENCE XIV. — Température de 41.5 pendant vingt minutes. 6 fœtus à terme, 2 vivent et meurent deux minutes après l'extraction. Les autres sont morts, mais ont encore des contractions du cœur. ainsi que le fait voir l'ouverture du thorax.

EXPÉRIENCE XV. — Caniche, libre dans l'étuve, quarante minutes dans une étuve à 41,5. Température de l'oreille, 40°. Au bout de cinq minutes d'expériences, la température anale est de 41,5.

Après la fin de l'expérience, la température anale est de 40,2.

On extrait 7 fœtus vivants, à terme, qui crient et remuent. »

Nous ne voulons pas rapporter ici toutes les expériences de l'auteur; nous en indiquerons seulement les résultats généraux . Dans une autre série d'expériences où la température de la mère ne dépassa pas 41°, tous les petits furent extraits vivants, sauf dans un cas. Au delà de ce chiffre, quand la température vaginale chez la mère atteint 41,5, la mort des produits en est la conséquence et cela d'autant plus vite, que cette température est maintenue pendant un certain temps.

A l'autopsie des fœtus, on ne trouve aucune lésion caractéristique ; ecchymoses multiples, congestion du foie et de la rate, et c'est tout.

Runge ne tire pas de ses recherches les mêmes conclusions que Kaminski. Pour cet auteur « l'élévation de la température maternelle est la seule cause de la mort du fœtus, dans les maladies fébriles de toute nature. Il nie toute influence infectieuse de la mère sur l'enfant. » La transmission de la mère à l'enfant de la variole et d'autres virus morbides contredit cette manière de voir.

Quant à la différence entre la limite de température dangereuse pour l'enfant, indiquée par Kaminski, et celle qu'on déduit des expériences ci-dessus, il faut la chercher dans ce fait que chez les malades dont parle Kaminski l'élévation du taux thermique a persisté pendant plusieurs jours ; une température de 40,5, qui n'est pas nuisible après deux heures de séjour dans une étuve, peut le devenir si elle est maintenue plus longtemps. Les causes d'erreurs sont trop nombreuses pour qu'on ait pu faire des recherches dans de telles conditions.

Dans un travail plus récent (1), Runge recherche quelle était l'action d'une température élevée sur le muscle utérin. L'application dans l'utérus d'une lapine, en dehors de l'état de gestation, d'eau chaude, d'air chaud, de calorique rayonnant, détermine des contractions de l'organe. L'élévation de la température propre de l'animal a le même résultat : augmentation de l'excitabilité de ce viscère.

L'hyperthermie agit donc en même temps sur le fœtus en amenant sa mort, et sur l'utérus en déterminant l'expulsion rapide.

Quelle est la valeur de ces observations ? Est-il possible d'assimiler ces expériences où, par l'élévation brusque de la chaleur on tue en quelques heures un animal adulte, aux maladies aiguës dans lesquelles la femme présente souvent pendant plusieurs jours de suite une élévation thermométrique dépassant 41° et qui n'en sont pas moins suivies de guérison ? Les conditions sont-elles identiques dans les deux cas ? Nous ne le croyons pas.

Un fait cependant reste acquis, c'est qu'une élévation de température, dépassant 41,5, tue le produit avant de tuer la mère.

Le temps nous a malheureusement manqué pour faire nous-même ce contrôle essentiel, mais d'autres peut-être, qui auront alors et seulement le droit de conclure formellement voudront reprendre une à une les expériences des professeurs allemands ; une semblable recherche, à la fois physiologique et clinique, n'est pas pour être dédaigné

(1) Runge. Action des températures hautes et basses (Archiv. für Gynækol. Bd XIII, H. I, p. 123, 1880. Rev. des sc. méd., t. XVIII, 1881).

par les préparateurs des grands laboratoires de nos Facul-
tés de médecine et il semble qu'ils soient, grâce aux moyens
dont ils disposent, spécialement désignés pour éclairer ce
point obscur de la science.

IV

ÉTUDE CLINIQUE.

Lorsque chez une femme enceinte et atteinte d'une maladie aiguë on assiste à un avortement ou à un accouchement prematuré, et que le produit de la conception est
mort, il est difficile, au milieu de toutes les causes qui ont
pu amener la mort du fœtus antérieurement à son expulsion, de préciser la part qui revient à l'influence de
la chaleur. Non seulement dans bien des cas le thermomètre indique chez la mère une température élévée,
mais on constate encore des troubles de toutes les grandes fonctions, dyspnée, altération de l'hématose, accidents du côté du système nerveux, délire convulsions, etc.
on sait enfin, que souvent le sang de la mère est vicié, et il
est permis de supposer que les produits infectieux ont
également une influence nocive sur le fœtus.

Ce n'est que par une observation clinique minutieuse, dans
laquelle on noterait pas à pas et l'état du fœtus et le degré
de l'élévation thermique chez la mère, qu'on pourrait
arriver à une solution satisfaisante de ce problème.

Malheureusement, le plus grand nombre des observations que nous avons pu recueillir ne renferment que des renseignements incomplets.

Nous en possédons pourtant quelques-unes dans lesquelles l'état de l'enfant à la naissance et le degré de température de la peau ont été indiqués. Nous allons les rapporter et, par leur comparaison entre elles et avec d'autres analogues dans lesquels le fœtus a survécu, chercher à établir aussi approximativement que possible l'effet de la température de la mère sur le produit de la conception.

Les maladies aiguës dans lesquelles on observe le plus souvent la mort du fœtus et l'expulsion prématurée sont variées, mais d'une façon générale on peut dire que ce sont les maladies dans lesquelles la température est très élevée. Rare dans le rhumatisme articulaire, qui, comme l'indique Tison, est généralement subaigu pendant la grossesse, rare dans la pleurésie, l'érysipèle, l'avortement est déjà plus fréquent dans le cours de la rougeole ; mais c'est surtout par la variole, la pneumonie, la fièvre typhoïde, l'éclampsie que la grossesse est le plus souvent interrompue.

Nous allons passer en revue ces différentes maladies et voir si la mort du fœtus est le fait de l'hyperthermie. Nous allons d'abord citer quatre observations dont deux sont inédites dans lesquelles on a assisté à l'expulsion d'un fœtus mort, et, croyons-nous, tué par l'élévation thermique.

OBSERVATION I (inédite).

(Communiquée par M. le professeur Hayem).

Abcès du foie — Fièvre intermittente symptomatique. — Hyperthermie.
Avortement d'un fœtus mort de quatre mois. Mort de la mère.

La nommée Gir... (Victoire), âgée de 26 ans, domestique, est entrée
le 23 mai 1879, à l'hôpital Saint-Antoine, salle Sainte-Thérèse, n° 22,
service de M. Hayem.

Cette malade, réglée à l'âge de 8 ans, a toujours eu une menstruation
régulière. Variole en 1871. Erysipèle en 1873. Devient enceinte et accouche, il y a cinq ans, d'une fille qui est morte en nourrice quelques
mois après. Bonne santé depuis lors. Occupations pénibles, mais
bonne nourriture et logement sain. Les règles n'ont pas paru depuis
quatre mois ; la malade n'a éprouvé aucun des signes rationnels de la
grossesse ; elle ne se croit pas enceinte.

L'affection actuelle a débuté, il y a quinze jours, par des frissons et
des vomissements ; ceux-ci se sont reproduits toutes les fois que la malade a essayé de manger. En même temps, céphalalgie intense et sensa-
tion de brisement général.

Elle put cependant continuer quelque temps son travail ; mais, il y
a cinq jours, les symptômes se sont aggravés ; elle a eu une syncope
en se levant. Dans la journée du 18, vomissements bilieux abondants
et, le soir, grand frisson qui, depuis, s'est reproduit plusieurs fois par
jour. Dans l'abdomen, elle éprouvait de vives douleurs ayant leur maximum d'intensité au niveau de l'épigastre. Pas d'épistaxis, ni de bour-
donnements d'oreille.

23 mai. Etat de la malade. Fièvre intense. T. A. 41°. Frissonnements
répétés ; respiration saccadée ; de temps en temps, efforts de vomissement. La langue, un peu sèche, est recouverte d'un enduit blanc jau-
nâtre épais ; inappétence, soif vive ; rien d'anormal dans le pharynx.

La palpation de l'abdomen est très douloureuse, et particulièrement
dans la partie supérieure ; le foie paraît déborder, d'un travers de
doigt, les fausses côtes. Constipation depuis quatre jours. Une tache
bleue avec dépression certaine au-dessous de l'ombilic. Pas de taches
rosées ; pas de gargouillement dans la fosse iliaque.

L'examen du cœur et des poumons ne révèle rien d'anormal Le
pouls est petit, régulier ; P. 124.

L'urine ne renferme ni albumine, ni sucre.

Par la palpation de l'hypogastre, on perçoit une tumeur médiane, ovoïde, mobile, indolente, un peu plus saillante à gauche et dépassant l'arcade des pubis de trois ou quatre travers de doigt. Par le toucher, combiné à la palpation, on constate que cette tumeur est constituée par l'utérus qui présente les dimensions d'un utérus parvenu au quatrième mois de la grossesse. Le col utérin est ramolli, l'orifice fermé.

Le 24. T. A. M. 39° ; S. 41,4.

Vomissements bilieux abondants ; prostration considérable ; on prescrit : sulfate de soude et de magnésie mélangés, 15 grammes.

Pendant la visite, la malade est prise d'un violent frisson avec claquement de dents ; le frisson dure près d'une heure et est suivi d'une moiteur générale. La température, qui s'est élevée pendant le frisson à 41,4, descend, deux heures après, à 39,2, et, trois heures après, à 38°.

Le 25. T. A. M, 37,4 ; S. 40,4.

Douleurs abdominales persistantes, pas de vomissements. On prescrit : sulfate de quinine, 1 gramme.

Le soir, pas de frisson, mais fièvre intense ; la malade est agitée, délire léger. Les moments d'agitation sont suivis de périodes pendant lesquelles la malade retombe dans la prostration.

Le 26. T. A. M. 36° ; S. 39,8.

Même état; pas de frisson le soir.

Le 27. T. A. 38,6 ; S. 40° ; grand frisson.

Le 28. T. A. M. 38° ; S. 40,2.

L'état est un peu meilleur ; le malade se plaint de douleurs vives dans l'abdomen et l'hypochondre droit.

Le 29. Le matin, à 6 heures, la malade a avorté presque sans douleurs ; elle n'a presque pas perdu de sang, ni à ce moment, ni depuis. Le fœtus présente les dimensions ordinaires d'un fœtus de quatre mois, il n'est nullement macéré et paraît avoir succombé récemment. Le placenta et les membranes ont été expulsés en même temps.

Interrogée à plusieurs reprises, la malade a constamment dit qu'elle ne se savait pas enceinte, qu'elle n'avait pas vu de sage-femme et qu'elle ne s'était livrée à aucune manœuvre, ni pris aucune boisson abortives.

M. T. A. 36° ; S. 36,8.

Le 30. L'état général est plus satisfaisant ; elle n'a eu, pendant la nuit, ni fièvre, ni agitation. T. A. 37,2.

Une demi-heure après la visite, elle est prise subitement d'orthopnée avec cyanose de la face et des extrémités, et meurt en quelques instants.

Autopsie, vingt-quatre heures après la mort.

Vincent   3

Congestion pulmonaire des deux bases. Pas de caillot dans l'artère pulmonaire, ni dans ses divisions. Ecchymoses punctiformes sous le feuillet viscéral du péricarde, au niveau du ventricule droit. Le cœur est flasque, un peu surchargé de graisse. La consistance du myocarde paraît un peu diminuée. Les cavités cardiaques sont vides ; il existe quelques ecchymoses punctiformes sous l'endocarde.

Rien d'anormal dans les centres nerveux.

Pas de péritonite ; la séreuse présente partout son aspect normal ; pas de liquide dans sa cavité.

En retirant le foie de l'abdomen, on constate que sa face inférieure est unie par des adhérences récentes à la deuxième portion du duodénum et au pancréas. En exerçant des tractions pour enlever ce viscère, la portion inférieure du lobe droit se déchire, et il s'écoule une quantité assez notable de pus, rougeâtre, sanguinolent, mal lié.

Le foie, ramolli dans sa totalité, diffluent, s'étale sur la table d'autopsie. Il existe, dans la cavité du lobe droit, un abcès anfractueux, du volume du poing. Le pus exhale une odeur gangréneuse et contient des débris noirâtres, sous forme de faisceaux de filaments accolés et absolument analogues, comme aspect, aux escharres du tissu conjonctif du phlegmon diffus. La paroi anfractueuse est recouverte d'une pseudo-membrane grisâtre : on ne saurait mieux comparer cette paroi qu'à la coupe d'une éponge.

A l'examen microscopique des débris obtenus par le raclage de cette paroi, on ne voit ni vestiges de membrane hydatique, ni crochets d'échinocoques.

La veine porte, ses branches d'origine et de bifurcation sont ouvertes. On les trouve absolument vides. Leur paroi est lisse et d'aspect normal.

La veine cave et les veines iliaques ne renferment pas de caillots et ne présentent aucune lésion.

L'utérus est volumineux, à peu près comme les deux poings ; son tissu est mou et gorgé de sang.

Il n'existe pas de caillots dans sa cavité, et sa paroi interne est recouverte, dans toute son étendue, d'une couche mince de sang à demi coagulé, visqueux, présentant l'aspect de la gelée de groseilles.

La surface d'insertion du placenta est normale et située près de l'orifice de la trompe gauche.

On ne note aucune lésion du côté du fœtus et de ses annexes.

Cette observation est particulièrement intéressante, bien qu'on n'ait pas noté au moment de l'entrée de la malade,

quel était l'état du fœtus ; mais quand elle a été prise, l'attention n'avait pas été attirée sur les faits relatés par Kaminski, et de plus on sait combien sont difficiles à entendre, au
quatrième mois de la gestation, les battements du cœur
du fœtus. Pourtant l'état même du fœtus nous permet de
fixer à peu près l'époque de sa mort; l'absence complète
de macération d'une part, l'absence de toute rigidité cadavérique nous autorisent à admettre que la mort a coïn-
cidé avec la plus grande élévation thermométrique obser-
vée. Dans ce cas, on ne peut incriminer ni l'infection du
sang de la mère, ni les troubles de l'hématose.

OBSERVATION II (inédite).

(Communiquée par M. le Dr Budin, professeur agrégé à la Faculté
de médecine).

La nommée Eugénie C..., âgée de 26 ans, domestique, entre dans le
service de M. le professeur Depaul, le 15 mai 1879.
Bassin normal, menstruation régulière ; primipare ; presque à terme.
Bien portante jusqu'à 23 ans, cette malade, depuis trois ans, a maigri ;
elle tousse et a des sueurs nocturnes; mais n'a jamais eu d'hémopty-
sie. Il y a une dizaine de jours, elle a été prise de fièvre, de perte d'ap-
pétit, de céphalalgie, avec douleur vive dans l'abdomen et dans le flanc
droit. Constipation depuis quatre jours.
Le soir, à la visite, on constate l'état suivant : peau chaude, soif
vive, langue sèche ; pouls, 120 ; température vaginale, 40° 2. La sensi-
bilité est très vive dans le flanc droit; les parois utérines sont molles,
dépressibles; la tête est plongée à travers le détroit supérieur. On entend les bruits du cœur du fœtus au-dessous de l'ombilic et du côté
droit; ils sont extrêmement rapides : on en compte 200 par minute.
La malade n'a pas dormi pendant la nuit. Des vomissement d'un liquide jaune citrin ont apparu.
Le 16 mai au matin. L'état de la malade semble notablement amé-
lioré: pouls, 96; temp. vaginale, 40°,1. Battements du cœur de l'enfant, 152.
Dans la journée, la fièvre reprend avec une grande intensité ; et, le
soir, on constate 140 pulsations artérielles; la température vaginale est

de 40°,7; il y a 36 inspirations par minute; battements du cœur du fœtus, 192.

On ne trouve rien d'anormal à l'auscultation des poumons et du cœur.

Pendant la nuit, souffrances vives, douleurs régulières; les vomissements continuent.

Le 17. Le ventre est plus sensible, l'utérus est contracturé d'une façon constante. Pouls, 136; température vaginale, 40°,2; respiration, 60. On ausculte en vain l'abdomen; on ne peut constater en aucun point les battements du cœur du fœtus.

Rupture artificielle des membranes, application de forceps; on ramène un enfant mort en état de rigidité cadavérique.

La malade est morte le 17 au soir.

L'autopsie de la mère permet de constater l'existence d'une péritonite ayant son point de départ dans un kyste suppuré de l'ovaire droit. Congestion pulmonaire aux deux bases; rien d'anormal dans les autres organes.

Autopsie du fœtus. Ecchymoses sous la plèvre pariétale droite en arrière et en avant; ecchymoses nombreuses et larges sur la face supérieure du diaphragme.

Même lésion sur la face antérieure du cœur, et à la base des gros vaisseaux. Ecchymoses pulmonaires. Pas d'hémorrhagie dans les capsules surrénales.

Non moins importante que la précédente, cette observation nous montre clairement quelle a été sur l'enfant l'action de l'élévation thermique de la mère. Les battements du cœur fœtal, qui étaient au nombre de 152 par minute quand la température de la mère était de 37,1, montent, le soir, à 192 quand le thermomètre indique chez la mère un état fébrile intense (40,7,) et trahissent la souffrance de l'enfant. La persistance de la fièvre amène rapidement sa mort. L'autopsie nous montre les lésions indiqués par Kaminski et Runge comme étant le résultat de la mort du fœtus par l'intensité de la chaleur, ecchymoses multiples, sous-épicrâniennes et viscérales.

Observation III.

(Empruntée à la thèse de M. Jobard — Resumée).

Variole discrète, légèrement cohérente. — Péritonite suraiguë pendant la des-
sication. — Mort du fœtus. — Accouchement prématuré. — Ecchymoses
péricrânienne, sous-pleurales et sous-péricardiques chez le fœtus.

C..., 24 ans, entrée le 20 janvier, salle Saint-Ferdinand, n° 13, service de M. Legroux, hôpital Laënnec. Début de la maladie le 15 janvier, éruption le 19.

Grossesse de 7 mois, primipare. Mouvements actifs du fœtus fréquents, on entend distinctement les bruits du cœur.

Du 20 au 27, la maladie évolue normalement. Le visage est couvert
de croûtes. La température vespérale la plus élevée a été de 38°,8; la
plus élevée le matin, 38°.

27 janvier. Temp. matin, 37°,4 ; soir, 37°,4; pouls, 114-104. La maladie continue sans fièvre aucune, sa phase de dessiccation.

Le fœtus vit toujours; les bruits du cœur sont très nets; on l'ausculte presque tous les jours.

La malade s'est levée hier, le matin a eu un frisson violent avec claquement de dents.

28 au soir. T. 40°,2.

Vomissements fréquents et abondants, douleurs abdominales vives ;
abdomen météorisé, sensible à une pression superficielle.

On cherche en vain les battements du cœur fœtal.

2 février. Ce matin; elle accouche en quelques minutes d'un enfant
mort, d'au moins 7 mois. La fièvre persiste ainsi que les douleurs abdominales et les vomissements. Pas de métrorrhagies. La malade meurt
le 4. Pas d'autopsie.

Autopsie de l'enfant. Pas de macération marquée, et surtout pas de
pustule. Epanchement sanguin sous le péricrâne; cerveau diffluent.
Poumons ne surnageant pas. Ecchymoses sous pleurales en petit nombre à la surface des plèvres interlobaires. Tissu du cœur sain en appa-
rence. Ecchymoses sous le feuillet viscéral du péricarde, sur l'origine
des gros vaisseux. Foie et reins congestionnés.

Examen microscopique du cœur. Pas d'altération appréciable des fibres du myocarde, (examen vérifié par M. le Dʳ Damaschino).

Aussi concluante que les précédentes, cette observation montre quelle a été la part de la température dans la mort de l'enfant. Dix jours après le début d'une variole discrète dans laquelle l'élévation thermique la plus considérable n'a été que de 38,8, le fœtus vit, ainsi que le démontre l'auscultation pratiquée tous les jours. Le 27, les battements existent encore quand tout à coup survient un violent frisson, suivi d'une exacerbation notable de la température qui monte rapidement à 40,2. Le lendemain on cherche en vain les doubles battements ; la mort coïncide exactement avec l'exaltation de température.

Observation IV.

Observation citée par M. le Dr Pinard (art. Fœtus, du Dict. encyclop. des sc. médicales), et empruntée au mémoire de Max-Runge.

Une femme [de 27 ans, arrivée au terme de sa grossesse, présentant une hémiplégie croisée droite des membres, gauche de la face, causée par une tumeur de la moitié gauche du pont de Varole, mourut sans être accouchée.

Le matin de sa mort, alors qu'elle était dans un coma complet, que la respiration était stertoreuse, etc., la température prise à huit heures du matin était de 40° centigrade ; à ce moment, le fœtus était vivant, ses pulsations cardiaques faciles à entendre, et leur rhythme n'était troublé d'aucune façon. A partir de ce moment, la température monta rapidement, et trois heures après elle s'élevait à 43,5. Au bout d'un quart d'heure, la température baissa de quelques degrés et Zweifel pratiqua immédiatement l'opération césarienne avec la plus grand rapidité.

L'enfant, du sexe masculin, était à terme, mais mort. Un thermomètre engagé, cinq ou six minutes après l'extraction, dans l'anus de l'enfant, donne une temparature de 42°. Ici l'enfant mourut entre hui et onze heures, quand la température dépassa 40°. En raison de ces faits, Runge, comme Rœser et Spiegelberg, se montre-t-il partisan de l'opération césarienne dans la période agonique, quand la température dépasse 40°?

Observation analogue aux précédentes au point de vue des conclusions qu'on peut en tirer. Malgré le coma et le trouble de la respiration l'enfant vit quand la température n'est que de 40° centigrades; l'exaltation rapide de la température qui s'élève en quelques heures à 43,5 amène aussi rapidement la mort du fœtus, chez lequel on peut constater par l'exploration thermométrique faite dans l'anus que la chaleur avait atteint 42°. C'et la seule observation de ce genre où nous ayons trouvé le degré de chaleur de l'enfant au moment de la naissance.

Influence de l'élévation de température sur la vie de l'enfant dans l'éclampsie puerpérale.

Nous avons pu recueillir dans les diverses observations d'éclampsie qui ont paru depuis quelques années des renseignements précieux au point de vue particulier où nous nous sommes placés. Depuis les belles recherches de M. Bourneville sur la marche de la température dans cette affection, recherches continuées par MM. Pinard et Budin, un certain nombre de faits ont été publiés, dans lesquels le degré de la température a été noté avec soin. De l'analyse de ces cas nous avons pu tirer cette conclusion que le degré de la température de la mère n'est pas sans influence sur la vie de l'enfant.

Cette influence avait été entrevue par M. Hourlier qui pense que peut-être l'éclampsie agit sur l'enfant comme les maladies aiguës, et que quelquefois la température atteint la limite au delà de laquelle la vie de l'enfant est impossible. « Il ne serait donc pas sans importance, dit-il, dans ce cas, pour connaître l'état de vie ou de mort du produit, de prendre la température de la mère après chaque attaque et dans l'intervalle, plusieurs fois par heure. »

Bien que les indications thermométriques ne soient pas aussi complètes, que le désire M. Hourlier, elles sont cependaut suffisantes dans beaucoup de cas pour permettre de tirer des conclusions. Nous devons cependant constater que dans un grand nombre de ces observations on n'indique pas l'état de l'enfant au moment de sa naissance. Nous avons pu compléter en partie ces renseignements pour les enfants nés viables en consultant les registres où sont consignés les naissances, dans chaque hôpital.

M. Herbart, dans sa thèse inaugurale a rassemblé vingt et une observations dont une inédite et les autres empruntées au travail de M. Bourneville et à la thèse de M. Dieudé. Sur vingt-un cas, cinq doivent être éliminés, soit que la température n'ait pas été prise avant l'accouchement, soit parce que l'état du fœtus n'a pas été indiqué, soit parce que l'éclampsie était survenue postpartum.

Il reste donc 16 cas. Sur ce nombre il y a eu 5 accouchements d'enfants mort-nés et 10 accouchements d'enfants vivants.

Dans le relevé de ces observations nous n'avons tenu compte que de l'état de l'enfant au moment même de la naissance, il en sera de même pour toutes les observations suivantes. Dans les heures qui suivent la naissance les chances de mort sont trop grandes, (que l'enfant soit venu avant terme ou non), pour que nous puissions l'imputer à la température maternelle.

On peut néanmoins supposer que le danger pour l'enfant n'a pas disparu par le fait même de sa naissance qui l'a soustrait à l'influence de la chaleur maternelle; et que celle-ci ait pu altérer suffisamment ses organes pour que

la mort s'ensuive. On sait, en effet, que les animaux mis
en expérience par Cl. Bernard ont plus d'une fois succombé après être sortis sains et saufs des étuves chaudes.

Voici quelle a été la température de la mère dans les
16 cas cités.

Enfants mort-nés,	5.	Température inférieure à 40°,	1
		Température supérieure à 40°,	4
Enfants nés vivants, 10.		Température supérieure à 40°,	1
		Température inférieure à 40°,	9

Sur ces seize observations nous en trouvons deux qui
semblent s'écarter de la règle posée par Kaminsky. Dans
l'un de ces cas (obs. XIV) la température n'atteignit le
chiffre de 40,7 que dans l'heure qui précéda l'accouchement; quelques instants avant, la température était de
39,6. Dans dix autres observations le thermomètre n'atteignit jamais ou au moins ne dépassa pas 40°, et l'enfant
vint au monde vivant.

Quatre autres malades chez qui la température dépassa
40° accouchèrent d'enfants mort-nés.

Dans l'obs. XVIII on voit que la femme accouche d'un
enfant qui meurt dans le cours de l'observation; ses battements cardiaques avaient été observés au moment de
l'entrée de la malade; cependant la température ne paraît
pas avoir dépassé 39,4. L'observation ne nous permet pas
de dire quelle fut la cause de la mort du produit.

Observation V.

(Observ. de M. Budin, in thèse de M. Dieulé) (résumé).

Maupron, célibataire, primipare, entre à la Maternité le 19 mai 1875. Grossesse de 8 mois. Deux attaques avant l'accouchement. Température la plus élevée 38,6. Application de forceps, enfant vivant.

Observation VI.

(Obs. de M. Budin, in thèse de M. Herbart) (résumé).

Proget, 19 ans, entre à la Maternité le 14 janvier 1875. Primipare. Grossesse de 8 mois. En dix heures 18 attaques d'éclampsie. Température max, 39,7. Application de forceps. Enfant vivant.

Observation VII.

(Obs. de M. Bourneville. Arch. de tocologie, avril 1875) (résumé).

Mme Des.., 28 ans, accouchement après 12 accès violents d'éclampsie et 9 accès avortés. T. maxim., 39,2, enfant vivant.

Observation VIII.

(Obs. de M. Petit, in Arch. de tocologie, 1875) (résumé).

B..., (Victoire) 32, ans, entrée le 12 janvier 1874. Grossesse de sept à huit mois. Avant l'accouchement dix accès violents, sous les yeux de l'observateur; il y a eu d'autres accès.

Observation IX.

(Obs. de M. Bourneville, Mouvement médical, 1873, recueillie
par M. Budin) (résumé).

La nommée B..., primipare, entre à la Maternité le 12 octobre 1872.
Neuf accès avant l'accouchement. Temp. maxim. prise dans le vagin,
39,8 ; enfant vivant, forceps.

Observation X (résumé).

Caillot (Eugénie), 22 ans, entre à Saint-Antoine le 28 janvier 1873,
Grossesse à terme. Plusieurs attaques chez elle. Deux accès à l'hôpital.
Temp. maxim., 37°. Enfant vivant. (M. Budin, travail de M. Bourneville.
M. méd., 73.)

Observation XI.

(Observ. de M. Budin, Mouvement médical, 1873) (résumé).

Mme X..., dans la nuit du 11 au 14 décembre 1872, trois attaques
d'éclampsie. Douze heures après le début, la température atteint 39,6.
Une heure avant l'accouchement survient un accès violent après lequel
la température est de 40,7 ; accouchement au forceps. Enfant vivante.

Observation XII.

(Obs. de M. Budin. in ouvrage de M. Bourneville) (résumé).

For... (Amélie), 22 ans, domestique, entrée le 21 avril 1872. Primipare. Un seul accès. Accouchement d'un enfant vivant (forceps). La
température, prise plus tard après une première attaque, était de 37,0.

Observation XIII.

(Ibidem) (résumé).

Lem..., primipare, 26 ans, entre le 17 janvier à l'hôpital de la Pitié.
Avant l'accouchement, 8 accès ont été comptés. ils ont été beaucoup
plus nombreux. T. M., 39,6. Enfant vivant. Après l'accouchement, attaques nombreuses ; la malade meurt.

Temperatu c *supérieur à* 40° *pendant* 1 *h. Enfant vivant.*

OBSERVATION XIV.

Eclampsie puerpérale. — Saignée. — Chloroforme. — Application de forceps. — Enfant née vivante. — Guérison. (Obs. recueillie par M. Budin, interne des hôpitaux) (résumée).

Mme X..., primipare, à terme. Première attaque dans la nuit du 11 au 12 décembre, à 2 heures du matin ; à 3 heures, une seconde. Large saignée. Rupture des membranes. Peu après, cinquième attaque. Chloroforme. Menaces incessantes d'attaques.

A midi, T. A. (dix heures après le début), 39,4 ; P., 108.

A 1 h. 10, T. A., 39,6 ; P., 112.

A 2 h. 5, T. A., 39,6 : P., 112.

De nombreuses attaques étaient survenues, et avaient été efficacement combattues par le chloroforme.

A 2 h. 50, accès subit qu'on ne peut conjurer. Après l'attaque, coma, face violacée.

On trouve alors, à 3 h. 5, T. A., 40,7 ; P., 116.

On applique le forceps. Extraction d'une enfant vivante.

Délivrance naturelle à 3 h. 50.

A 4 h., T. A., 40,5 ; P., 120.

A 5 h., T. A., 40,4 ; P., 124.

Plus d'attaques, suites de couches régulières ; guérison complète.

Température supérieure à 40°. *Enfants morts.*

OBSERVATION XV.

Eclampsie puerpérale. — Primipare. — Œdème des membres inférieurs. — Elévation progressive de la température. — Agitation. — Etat comateux. — Lenteur du travail. — Accouchement. — Fœtus de 7 mois mort-né. — Affaiblissement rapide. (Obs. recueillie par M. Bourneville).

Fer..., 20 ans, lingère, est entrée, le 15 octobre 1871, à l'hôpital de la Pitié, salle Notre Dame, n° 6 (service de **M.** Molland). Primipare.

enceinte de sept mois. Elle aurait eu une première attaque d'éclampsie à 5 heures du matin. Depuis lors, jusqu'au moment de son entrée à l'hôpital (midi), elle aurait eu de nombreuses attaques.

A midi, pouls fréquent ; T. V., 40,3. La malade est dans le coma ; elle vient d'avoir une attaque, avec trismus. Saignée de 600 grammes, suivie d'un répit de deux heures. Soir, P. fréquent ; T. V., 39,3.

16 octobre. Une attaque à minuit. P. petit, régulier, à 124 ; R., T. V., 39,8.

A 3 h. T. V., 40,1.

Soir. Le pouls, compté trois fois, varie entre 112 et 120 ; R., 22 ; T. V., 40,2.

Le 17. A minuit, T. V., 40,3 : le matin, P., 120 ; T. V., 40,5 ; pas d'attaque.

Soir. P., 112, compté deux fois, régulier, mais petit ; T. V., 40,7. Le col présente une dilatation de 4 à 5 centimètres.

8 heures du soir. La dilatation du col arrive à 6 centimètres de diamètre. Les douleurs sont plus fréquentes. P. 140, T. V. 40,8. La poche des eaux crève à 8 heures 1|2. La tête descend jusqu'à la vulve. A trois heures on applique le forceps. Aussitôt après l'accouchement : P. 140 ; T. V. 40,6. On fait la délivrance à 9 h. 15 ; aussitôt après on note : P., 140 ; T. V., 40,8. La prostration est très considérable.

Le 18. P. très petit à 158 ; T. V., 41,2. La peau est sèche, les membres sont dans la résolution.

Soir à 2 h. 1|2 : T. V., 41,8. Peu après la malade est prise d'un râle trachéal et elle succombe à 4 heures. A ce moment, T. V., 42,6.

Dans l'observation de M. Bourneville, que nous avons empruntée à la thèse de M. Dieudé, on ne dit pas si la femme accoucha un enfant vivant ou mort. Le registre de l'hôpital de la Pitié nous a appris que la femme Fer... était accouchée d'un fœtus mort-né de sept mois.

OBSERVATION XVI.

(Obs. recueillie par M. Budin) (résumé).

Merl..., primipare, 21 ans, entrée à la Maternité, le 2 avril 1872. Dans la journée, avant l'accouchement, il y a 25 accès ; la température max. est de 40,2.

Application de forceps. Enfant mort.

Observation XVII.

(M. Bourneville) (résumé).

Bich..., 17 ans, est entrée le 27 décembre 1869 à l'hôpital Saint-Louis, salle Saint-Ferdinand, 18. — Attaques très nombreuses affectant surtout la forme tonique. La température examinée à plusieurs reprises oscille entre 40° et 40,2 Application de forceps. Enfant mort.

Température inférieure à 40°. Enfant mort.

Observation XVIII.

Eclampsie puerpérale, vingt-deux attaques. — Primipare. — Accouchement naturel. — Enfant mort. — Température inférieure à 40°.

M. B..., 24 ans, couturière, est entrée le 21 avril 1875 à l'hôpital des Cliniques (service de M. Depaul). Elle est primipare. Enceinte de 7 mois. D'après les personnes qui l'accompagnent, elle aurait eu chez elle 15 attaques d'éclampsie.

Le 21, matin, à 9 heures on fait une saignée de 500 grammes. T. A. avant la saignée, 39,2. Pouls, 132.

Depuis son entrée, première attaque, à 9 h. 10; deuxième, à 9 h. 45. A 10 heures les bruits du cœur du fœtus s'entendent bien ; troisième attaque, à 10 h. 30. T. A., 39,4.

A 10 h. 45, rupture spontanée des membranes; dilatation complète. A 11 h. 45, accouchement d'un enfant mort-né. Présentation du siège, etc.

Influence de la température maternelle sur la vie du fœtus dans la variole.

L'influence de la variole sur la femme enceinte et sur le produit de la conception est connue depuis long-temps ; l'avortement en est une conséquence fréquente; souvent l'enfant est mort en venant au monde, d'autres fois il ne paraît pas s'être ressenti de la maladie de la mère.

Nous laissons de côté les cas, parfaitement démontrés aujourd'hui, où la maladie a été transmise de la mère à l'enfant.

Dans cette étude nous devons distinguer les cas où il y a eu simplement avortement, de ceux où la mort du fœtus a été la cause unique de son expulsion.

Mauriceau, Serres, Gariel ont tracé un tableau trop sombre de la variole chez les femmes grosses.

Chaigneau (thèse de Paris 1847) donne une note plus juste, mais fait ses reserves à propos du fœtus. « Nous ne voyons pas, dans la variole discrète à marche régulière, affection bénigne par elle-même, une complication bien sérieuse de la grossesse ; quant au fœtus, on doit être plus réservé dans son pronostic, car au début de la grossesse cette maladie pourra entraîner l'avortement par suite de la mort de l'embryon. »

Spiegelberg (1) en 1868, signale la tendance qu'a la variole à affecter chez les femmes la forme hémorrhagique, il indique comme cause d'avortement l'endométrite hémorrhagique et la mort du fœtus par la température fébrile élevée.

M. Hourlier dit que souvent dans la variole l'enfant meurt sous l'influence de la fièvre de la mère, ordinairement avant qu'elle n'ait elle-même succombé. Il cite deux cas dans lesquels des femmes enceintes succombèrent au début de la variole avec des accidents très violents , aussitôt après leur mort on fit la section abdominale, les deux enfants étaient morts.

(1) Spiegelberg. Lehrbuch der Geburt, 1868.

M. Jobard, dans une thèse récente (1), étudie quelle est la cause prochaine et quel est le mécanisme de l'avortement.

Il distingue deux catégories : dans l'une, l'enfant meurt dans l'utérus, et c'est sa mort qui provoque l'expulsion, dans l'autre il sort vivant et l'avortement est le fait primordial. « Bien que dans le cas de la variole il puisse exister plusieurs causes se combinant pour donner la mort à l'enfant, comme par exemple l'état du sang et le génie infectieux de la maladie, il est possible de dégager dans certaines maladies la part qui revient à la température.

Dans l'observation suivante, la malade entre à l'hôpital avec une éruption très légère, datant de la veille, très peu avancée ; la grossesse est de sept mois ; dyspnée, fièvre intense, 40,2, on ne peut entendre les bruits du cœur du fœtus. L'autopsie du fœtus révèle que l'enfant n'a pas respiré. Evidemment l'enfant souffrait depuis deux jours dans l'utérus, et il était, on peut dire presque mort quand l'expulsion a été provoquée et achevée en deux minutes. Le fœtus présentait, d'autre part, les lésions habituelles dans les cas de mort par la température élevée. Ecchymoses sous-péricardiques.

OBSERVATION XIX.

(Thèse de M. Jobard) — (Résumé).

Variole discrète. — Grossesse de sept mois. — Mort du fœtus. — Avortement Guérison de la mère.

Poulaille (Marie), 26 ans, entrée le 8 avril 1880, salle Saint-Ferdinand, n° 13, service de M. Legroux.

(1) Jobard. Influence de la variole sur la grossesse et le produit de la conception. Thèse de Paris, 1880.

Vaccinée en 1870 et 1873.

La malade arrive le 8 au soir, lendemain de l'éruption.

Celle-ci est médiocrement abondante, sortie inégalement; fièvre intense, dyspnée considérable due à de la bronchite des deux bases, ajoutée à un météorisme considérable. La malade a vomi beaucoup pendant la période prodromique, mais ne vomit plus depuis un jour.

Il est impossible de trouver les battements du cœur du fœtus, malgré une longue recherche. T., 40°,2; pouls, 144.

9 avril. Respiration anxieuse, hoquet, nausées. T. mat , 39°,6; soir, 40°,4. P. mat., 144; soir, 152.

10 avril. — Accouchement prématuré très rapide dans la nuit du 9 au 10; l'enfant aurait fait quelques mouvements respiratoires, mais n'a pu être rappelé à la vie par l'interne de garde.

La variole évolue normalement, et, le 25 avril, la malade est en pleine convalescence.

Autopsie de l'enfant. Sept mois environ.

Poumons. Pas de crépitation, les poumons plongent au fond de l'eau, ce qui prouve que l'enfant n'a pas respiré. S'il n'était pas mort dans 'utérus, il vivait donc du moins extrêmement mal.

Pas d'ecchymoses sous-pleurales.

Cœur. Ecchymoses sous-péricardiques nombreuses , sous le péricarde viscéral. — Autres organes sains. Pas de pustules cutanées.

L'observation III, que nous empruntons au même auteur, montre bien le rôle que joue la température élevée dans le mécanisme de la mort du fœtus.

« Mais, ajoute M. Jobard, nous sommes portés à croire que les qualités nocives encore mal connues du sang de la mère peuvent être néfastes au produit et amener sa mort *in utero*. Nous appellerons l'attention sur une observation qui nous semble intéressante, où il n'y a pas eu avortement, c'est vrai, la mort de la mère ayant suivi de très près celle de l'enfant. L'enfant est mort dans l'utérus, et eût été expulsé si la survie de la mère avait été plus longue. Le fait est donc applicable à la question que nous discutons. Or, dans ce fait, ni l'endométrite hémorrhagique, ni l'élévation de la température ne peuvent être incriminées : il

Vincent.   4 n'y eut pas de perte sanguine notable, et l'on ne trouva pas de caillots dans l'utérus aprè l'opération césarienne ; d'autre part, la température n'a pas dépassé 39°. » (Voir obs. XIX, in thèse de Jobard.)

Thomas (1), dans sa thèse, relate six observations de cas dans lesquels l'expulsion des produits morts, mais non porteurs de traces d'éruption, s'est effectuée dans les huit premiers jours de la maladie. Les recherches de M. Barthélemy (2) donnent les mêmes résultats. Une fois l'avortement s'est produit dans la période d'invasion, quatre fois au moment de l'éruption, six fois au moment de la suppuration. Dans un cas, l'enfant mort dans les premiers temps de la maladie n'a été expulsé que le vingt-sixième jour. Souvent, l'enfant vit et meurt quelques jours ou plutôt quelques heures après la naissance.

« Quant à l'enfant, dit M. Barthélemy, ce n'est pas, comme dans la syphilis, à des lésions placentaires, à des troubles de nutrition qu'il succombe. *L'hyperthermie* la souffrance et la mort du fœtus, enfin l'état du sang intoxiqué, telles sont les causes de l'avortement. »

Influence de la température maternelle sur le fœtus dans la pneumonie.

M. Ricau, dans sa thèse (Paris, 1874), donne une statistique de 43 cas de pneumonie chez des femmes enceintes, dans laquelle il réunit les cas de Grisolles, Bourgeois de Tourcoing, Chatelain, Habraud, Mazade, Thirion, etc.

(1) Thomas. Thèse de Paris, 1828.
(2) Toussaint Barthélemy. Thèse de Paris, 1880.

Malheureusement, dans aucune des observations la température n'est indiquée et elles ne peuvent nous donner que des notions relatives.

Si on considère ces 43 cas d'une façon générale et en faisant abstraction de l'époque de la grossesse à laquelle la femme a été atteinte de pneumonie, on remarque que, dans la moitié des cas, il y a eu avortement ou accouchement prématuré. Dans les six premiers mois de la grossesse, 11 femmes sur 28 ont avorté; dans les trois derniers mois, sur 15 cas, il y a eu 10 accouchements prématurés. La pneumonie est donc, avec la variole, de toutes les maladies qui affectent la femme grosse, celle qui détermine le plus souvent l'avortement.

L'état de l'enfant n'a pas été noté dans tous les cas où l'avortement s'est produit avant le 180° jour de la grossesse. Dans les dix cas où l'enfant était viable, quatre étaient morts, trois vivaient.

Ces renseignements sont insuffisants.

L'avortement est-il toujours le fait initial ? Est-il, quand la température est très élevée, précédé de la mort du fœtus ? C'est ce à quoi nous ne pouvons répondre.

Bourgeois (1) pense que l'avortement dans la pneumonie se produit du troisième au dixième jour, que le plus souvent l'enfant est mort-né, et que dans ces cas il y a fièvre intense, avec pouls à 120 ou 130, et dyspnée plus intense que ne le comporte l'état du poumon. Grisolles (2) croit que ce n'est ni la toux, ni la dyspnée qui causent l'avortement, mais la soudaineté de l'explosion de la maladie, sa gravité, et l'intensité de la fièvre.

(1) Bourgeois de Tourcoing. Mém. de l'Ac. de méd., 1862,
(2) Traité de la pneumonie.

En comparant l'influence de la pneunomie sur la grossesse avec l'influence de la pleurésie dans les mêmes conditions, nous pourrons reconnaître ce qui revient à la température élevée dans le mécanisme de l'avortement.

« Il nous semble résulter de nos observations que, dans le plus grand nombre des cas, la pleurésie n'apporte aucune modification à la marche de la grossesse, et, ce qui est important, dans les deux observations où elle a pu être une des causes participant à un accouchement prématuré, elle n'a été fatale ni à la mère ni à l'enfant. Elle a pu, dans plusieurs observations, devenir inquiétante et exiger l'intervention chirurgicale, mais jamais elle n'a été mortelle. » (Baratgui, thèse de Paris, 1880.)

Dans aucune des treize observations relatées par Baralgui on n'a eu à constater la mort du fœtus. Quelle différence de pronostic avec la pneumonie ! Dans ces deux maladies on observe cependant des symptômes identiques tels que la toux, la dyspnée, les troubles de l'hématose. Aussi croyons-nous que c'est à l'absence d'une fièvre élevée dans le cours de la pleurésie qu'on doit attribuer son innocuité au point de vue du produit de la conception.

Influence de la température maternelle sur le fœtus dans la fièvre typhoïde.

Il est intéressant de rechercher quelle est, dans les cas de fièvre typhoïde, l'action de la chaleur sur la vie de l'enfant, d'autant plus que les premières recherches faites en Allemagne par Fiedler, Hohl, Kaminski, Zweifel, ont porté sur des femmes atteintes le plus souvent de typhus abdominal.

Le tableau statistique de M. Duguyot (1) comprend 62 cas de fièvre typhoïde pendant la grossesse, tant inédits qu'empruntés à Murchison et Bourgeois. Dans les deux tiers des cas (40 fois sur 62), il y a eu avortement ou accouchement prématuré. Le pronostic est beaucoup plus grave pour l'enfant que pour la mère. En retranchant 20 cas où les femmes n'ont pas été suivies et où elles sont sorties de l'hôpital guéries de leur fièvre typhoïde sans phénomènes du côté du fœtus, il reste 42 cas dont l'issue de la grossesse nous est connue et sur lesquels nous pouvons voir les résultats suivants :

1° Avortem. avant le 7° mois,	18.	Les enfants n'étaient pas viables.
2° Accouchem. prématurés,	8.	Enfants mort-nés.
3° Accouchem. à 8 mois,	4.	Euf. ayant vécu 2 j. au plus.
4° Accouchem. à 8 mois,	4.	Enfants vivants,
5° Accouchem. à terme.	1.	Enf. mort 2 h. après naiss.
6° Accouchem. à terme,	1.	Enfant vivant.
7° Avortem. ou accouch. prem. avec mort de la mère et de l'enfant,	6.	

Sur 42, 5 enfants seulement survivent. C'est le 1/8 à peu près. Les vingt cas où les malades sont sorties de l'hôpital et où l'enfant a pu naître à terme et vivre peuvent changer la valeur pronostique de ces résultats.

Sur onze observations contenues dans la thèse de M. Duguyot, deux ne contiennent pas d'indications thermométriques. Nous allons rapidement résumer les huit autres en tenant compte seulement de l'élévation de la température et de l'état de l'enfant.

(1) Duguyot. Grossesse et fièvre typhoïde. Thèse de Paris, 1879.

A. *Température élevée. Mort du fœtus.*

OBSERVATION XX (résumé).

Fièvre typhoïde, grossesse de deux à trois mois. Avortement. La température dépasse 40°.

OBSERVATION XXI (résumé).

Fièvre typhoïde. Grossesse de 5 mois. Fièvre intense dépassant 40°. Avortement.

. *Température élevée, l'enfant vit moins de deux jours.*

OBSERVATION XXII (résumé).

Pierson, 25 ans. Grossesse de sept mois et demi. Fièvre typhoïde. Température de 40°, accouchement prématuré, l'enfant vit deux jours.

OBSERVATION XXIII (résumé).

La femme K... Grossesse de sept mois. Fièvre typhoïde. Température se maintient à 40°, 42,2 ; dans 4ᵉ septenaire. Accouchement prématuré. L'enfant vit un jour.

OBSERVATION XXIV (résumé).

J. Gérard. Fièvre typhoïde, délire prolongé. Grossesse de six mois et demi. La température atteint trois jours 40,5. Accouchement prématuré. L'enfant vit un jour.

C. *Température inférieure à* 40°. *Enfants vivants..*

Observation XXV (résumé).

La nommée Bryug, 21 ans. Grossesse de cinq mois. Fièvre typhoïde légère. La température vaginale ne dépasse pas 39°,3. Guérison. Au moment de la sortie de la malade on constate que l'enfant est bien vivant.

Observation XXVI (résumé).

Christine K..., domestique, 20 ans. Fièvre typhoïde ; vomissements ncoercibles. Avortement provoqué, fœtus de cinq mois vivant. La température a atteint un soir, 40°, un autre jour 40,2. Le reste du temps elle a été inférieure à 40°.

D. *Température dépassant* 40°. *Enfants vivants.*

Observation XXVII (résumé).

Julie M..., 26 ans. Fièvre typhoïde. Grossesse au sixième mois. Guérison, la température a dépassé un soir 40°, 40,2. Un autre soir 40,5, se maintenant pendant quatre jours à 40° ou au-dessus; trois mois après, la malade vient faire ses couches à l'hôpital (Pitié). Enfant vivant.

Observation XXVIII (résumé).

Maria Braing..., 21 ans. Grossesse de trois mois. Fièvre typhoïde à marche amphibole. La température dépasse 40°; atteint 40,4. Au moment de grandes oscillations elle arrive un matin à 40,8 ; ensuite reste inférieure à 40°. La grossesse suit son cours.

A ces observations nous ajouterons la suivante, que nous devons à l'obligeance de M. le Dr Homolle, médecin des hôpitaux. Comme dans la précédente, la grossesse pour-

suit son cours malgré une fièvre typhoïde où les exacerbations de la température ont atteint jusqu'à 40,8.

OBSERVATION XXIX (inédite).

(Obs. due à l'obligeance de M. le Dr Homolle, médecin des hôpitaux.)

Fièvre typhoïde, à marche amphibole. — Grossesse de 4 mois 1|2. — Guérison.
Pas d'avortement.

Vir..., 22 ans, grosse de quatre mois et demi, entre le 22 novembre 1877 à l'hôpital Necker, service de M. Potain. La malade a été
prise, dans la journée du 18, sans cause, d'un frisson violent, avec claquement de dents. Elle ne vomit pas. Elle présente les phénomènes
généraux d'une fièvre typhoïde, discutables seulement en raison de la
soudaineté du début.

22 novembre, soir. T. A. 39,8. 5ᵉ jour de la maladie · La fièvre typhoïde évolue régulièrement avec une température élevée, sans accidents sérieux. Voici le relevé de la température :

Le 23. T. S. 40,2.
Le 24. T. M.   » ;   T. S. 40,6. ·
Le 25. T. M. 40° ;   T. S. 40,8.
Le 26. T. M. 40° ;   T. S. 40,2.
Le 27. T. M. 40° ;   T. S. 40,4.
Le 28. T. M. 38,6 ; T. S. 40,4.
Le 29. T. M. 38,4 ; T. S. 40,4.
Le 30. T. M. 38,6 ; T. S. 40,2.

1ᵉʳ décembre. 14ᵉ jour. Commencement des oscillations décrois-
santes. T. M. 38,8 ; T. S. 40°.

Le 3. 16ᵉ jour. La fièvre prend le type intermittent : 37,2 le matin ;
39,6 le soir. La recrudescence fébrile est marquée par un grand frisson survenu sans cause, il n'y a ni complications pulmonaires, ni complications abdominales, pas d'abcès ni d'érysipèle, pas d'eschares.

Le 4. La température matinale est tombée à 36,2. Le soir, grand
frisson, sans affection localisée. L'utérus est plus mou, moins tendu.

Le 5. Les grandes oscillations continuent. Pas de frisson le soir.
Sueur abondante, 38,8.

Les dépressions matinales sont excessives (T. A. vérifiée 35,8, pendant trois jours, 18°, 19ᵉ et 20°). Le 19ᵉ jour, dernière ascension ves-

pérale à 39° ; le 20ᵉ jour, apyrexie ; le 21ᵉ, la température matinale est plus élevée.

L'utérus est devenu plus ferme et se développe manifestement ; la menace de fausse couche est écartée ; le 15 décembre, on entend nette-ment les battements du cœur fœtal.

Dans la fièvre typhoïde comme dans les autres maladies aiguës, la température exerce donc sur le fœtus une action nuisible. Est-elle la seule cause de la mort? Nous ne le croyons pas, et nous pouvons dire, avec M. Duguyot, que la fièvre typhoïde qui frappe la mère pendant la grossesse a une influence manifeste sur son enfant, qui subit à la fois l'empoisonnement typhique et l'influence de la haute tem-pérature de la mère : aussi meurt-il s'il n'est rapidement expulsé; s'il ne vient pas mort-né, il peut conserver la vie, mais dans la plupart des cas son organisme a reçu une atteinte dont il ne peut se relever, et il succombe quelques heures ou quelques jours après sa naissance.

Nous ne possédons pas de faits suffisants pour pou-voir établir quelle est l'action de la température ma-ternelle sur le fœtus dans les autres maladies. La scarla-tine peut déterminer l'avortement, mais elle est surtout fréquente chez les nouvelles accouchées. La rougeole, où la fièvre est toujours moindre que dans la variole, est aussi moins souvent que celle-ci la cause de l'avor-tement. Bourgeois cite deux cas de rhumatisme ar-ticulaire chez la femme enceinte ; dans l'un d'eux, où le rhumatisme était aigu et généralisé, l'avortement eut lieu. Le Dʳ La Vel a signalé la fréquence de l'avortement dans l'ictère grave; les fœtus étaient mort-nés.

Les faits que nous venons de relater sont en trop petit nombre pour que nous puissions en tirer des conclusions bien certaines. Elles font voir cependant qu'on ne peut admettre l'opinion de Kaminski, que dans les maladies aiguës l'élévation de la température soit la seule cause de la mort du produit de la conception. On voit aussi que le fœtus peut supporter dans l'utérus des températures dépassant de beaucoup 40°, tandis que dans d'autres cas une température de 40,2 lui est fatale. Nous ne pouvons donc jusqu'àuplus ample informé fixer la limite au delà de laquelle le danger commence pour la vie de l'enfant.

L'observation suivante prouve que la température peut atteindre 41°, et même dépasser ce chiffre sans que la mort du fœtus en soit la conséquence inévitable.

OBSERVATION XXX (résumé).

Méningite cérébro-spinale. — Femme à terme. — Mort.

(Obs. recueillie par M. Gaston, externe des hôpitaux, et empruntée à la thèse de M. Dieude.)

La nommée Q... (Marie), marchande à la halle, est entrée à l'hôpital des Cliniques, service de M. Depaul, le 26 mars 1875. Elle est primipare et à terme. Elle est d'une bonne constitution, mais elle a des habitudes alcooliques. Pendant le cours de sa grossesse, elle n'a cessé d'éprouver de la céphalalgie qui, depuis des semaines, est devenue plus forte et plus continue. Quinze jours avant son entrée, elle est prise de vomissements, en même temps qu'est survenu un certain embarras de la parole, et un changement notable dans le caractère, changement qui a été remarqué par la malade elle-même, et par les personnes de son entourage. Habitant dans des lieux sains, elle n'a jamais eu de rhumatismes ; dans sa jeunesse, elle a eu une fièvre typhoïde.

Sur les conseils d'une sage-femme, qui lui prédit un accouchement normal, elle fut apportée le 26 mars à l'hôpital des Cliniques, et le 27, à la visite du matin, on constata l'état suivant :

Cette femme est enceinte et à terme. Par le palper et le toucher, on constate que l'enfant est en position O.I.G.A; que le col est effacé, et qu'il offre une dilatation égale à la largeur d'une pièce de 50 centimes

Ou entend les bruits du cœur du fœtus. L'utérus est le siège de contractions faibles et éloignées. Il y a des douleurs de rein très vives.

Etat général. — Pas d'œdème, pas de varices au membre inférieur. Rien au cœur et aux poumons. Face injectée, photophobie, céphalalgie. Mouvements fibrillaires des muscles de la face. Contracture douloureuse des muscles de la nuque. Hyperesthésie cutanée ; troubles de la motilité.

26 mars, au soir. T. A., 41°; P., 84.

Le 27. Matin. T. A., 39,4. Soir, 41,2.

Le 28. Matin. T. A., 40°. Soir, 41,1 ; R. 36.

L'accouchement naturel eut lieu le 29, à minuit et demi.

Délivrance naturelle. Elle meurt le 30 à 5 heures du matin.

L'observation est muette sur l'état de l'enfant; nous avons retrouvé le bulletin de naissance à la clinique de la Faculté, sans aucune mention de décès. Il a donc survécu malgré l'excessive temperature de la mère, chez laquelle le thermomètre pendant quatre jours a atteint un chiffre vespéral de 41°, et même, un soir, de 41,2.

CONCLUSIONS.

Dans les maladies aiguës, l'influence nuisible de l'élévation de température sur le fœtus nous semble parfaitement établie. Elle peut suffire à elle seule à amener la mort du fœtus dans le sein de sa mère.

Cette action de la température sur le produit de la conception est prouvée par l'observation clinique et l'expérimentation physiologique.

On ne peut, comme Kaminski, fixer d'une façon précise quelle est la limite de l'élévation thermique compatible avec la vie de l'enfant; elle paraît comprise entre 40° et 41°, et être soumises à diverses conditions: époque de la grossesse, élévation brusque de la température, temps pendant lequel a duré l'hyperpyrexie.

Quelques exceptions n'infirment pas cette règle, mais elles font sentir la nécessité de nouvelles recherches cliniques.

On ne doit négliger, dans l'étude des causes de la mort du fœtus, ni les altérations du sang, ni les troubles circulatoires. La mort du produit de la conception est souvent en effet le résultat de ces facteurs combinés, et la part qui revient à chacun d'eux ne peut être précisée que par des recherches minutieuses.

De l'étude que nous venons de faire, nous pourrons déduire aussi quelques considérations pratiques. Dans les maladies aiguës, quand l'élévation de la température est considérable, il y a grand avantage et pour la mère et pour l'enfant à employer la médication réfrigérante. Wunderlisch propose l'accouchement artificiel — qui nous paraît également indiqué s'il doit être supporté par la mère, mais il faut absolument repousser l'opération césarienne que conseillent les professeurs allemands.

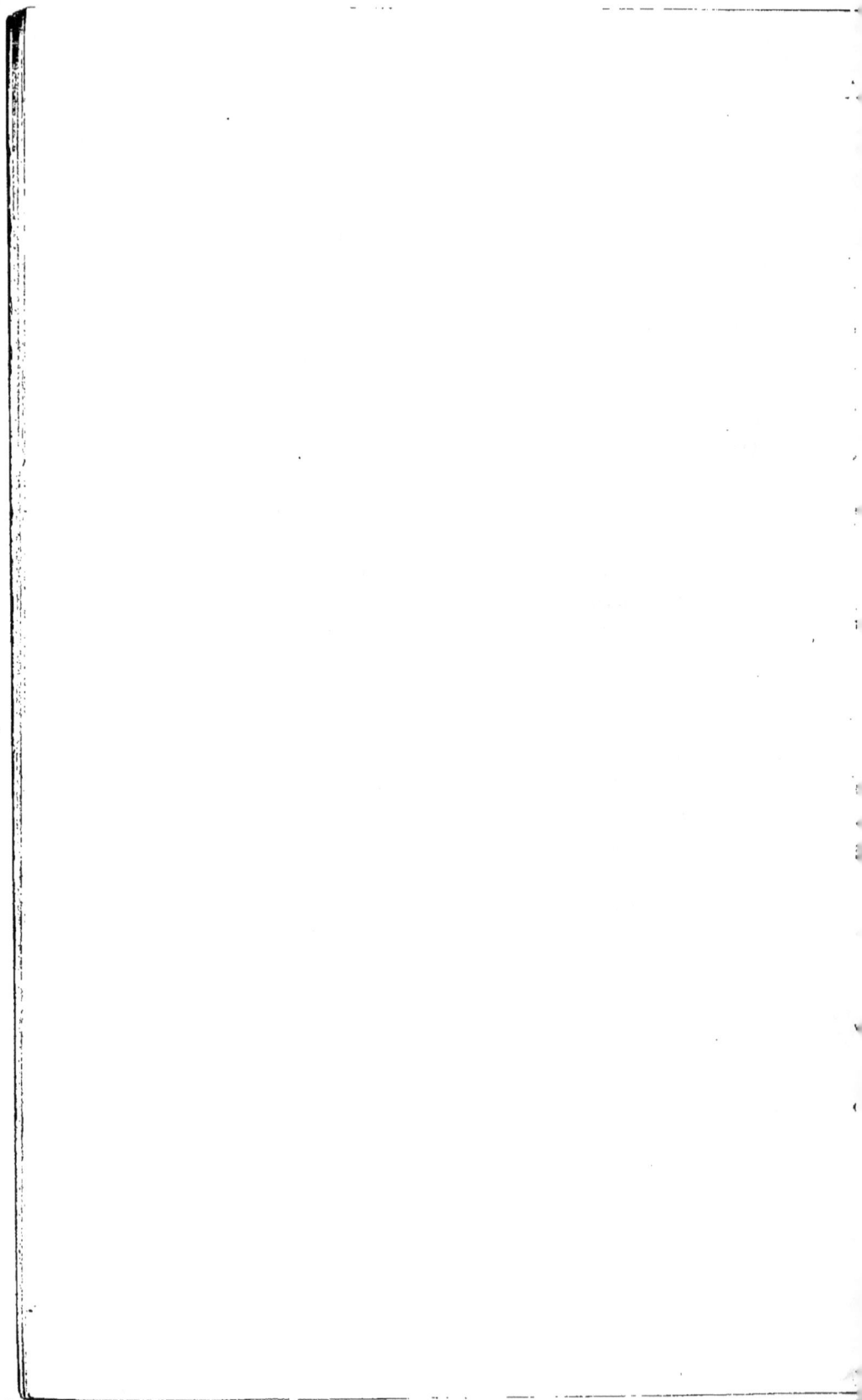

INDEX BIBLIOGRAPHIQUE

BARATGIN. — Thèse de Paris, 1880.

Cl. BERNARD. — Leçons sur la chaleur animale. Paris, 1876.

BAILLY. — Art. *Fœtus*. In D" de méd. et ch. pratiques.

BOURGEOIS. — Mémoires de l'Academie de médecine, 1862.

CHAIGNEAU. — Variole et grossesse. Thèse de Paris, 1847.

DAUZATS. — Thèse de Paris, 1879.

DEVILLIERS. — D" de méd. et de chir. prat. Art. *Avortement*.

DIEUDÉ. — Thèse de Paris, 1875.

DUGUYOT. — Thèse de Paris, 1879.

BOURNEVILLE. — Recherches therm. et clin. sur les mal. du syst. nerv. et Arch. de tocol., 1875.

GRISOLLES. — Traité de la pneumonie, 2ᵉ édit., 1864.

HERBART. — Thèse de Paris, 1875.

HOURLIER. — Thèse de Paris, 1880.

HIRTZ. — D" de méd. et de chir. prat. Art. *Fièvre et Chaleur animale*

JOBARD. — Thèse de Paris, 1880.

KAMINSKI. — Deustch klinisch, n° 47, 1866.

NŒGELLE et GRENSER. — Traité d'accouchement, 2ᵉ édit., 1880.

PINARD. — Art. *Fœtus*. In D" encycl. des. sc. méd.

RICAU. — Thèse de Paris, 1874.

RUNGE (M.). — Arch. f. gynäk. Bd. XII, H. 1, p. 16, 1877.

SABRY. — Thèse de Paris, 1872.

STOLZ. — D" de méd. et chir. pr. Art. *Grossesse*.

TISON. — Thèse de Paris.

WINCKEL. — Path. der Geburt. Berlin, 1869.

DUCASTEL. — Thèse d'agrégation, 1875.

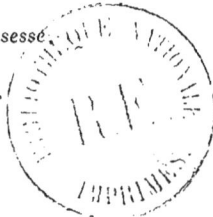

www.ingramcontent.com/pod-product-compliance
Lightning Source LLC
Chambersburg PA
CBHW070830210326
41520CB00011B/2196